推进剂损伤简明临床医学

主　编

刘国炳

副主编

石宏伟　　肖宇奇　李世洋

江其生

编　者

刘国炳　刘建红　李世洋

江其生　石宏伟　肖宇奇

肖建勋　马红京　欧阳齐

刘菁琪

金盾出版社

内 容 提 要

本书简要介绍了推进剂医学常识,系统介绍了推进剂损伤原因、临床表现、辅助检查、诊断、急救和治疗方法,并对推进剂急性中毒救治案例进行了深入剖析。内容深入浅出、通俗易懂、便于掌握,突出了科普性、实用性和群众性,既适合军队医学团体和医学从业者工作实践,又适合地方医学团体和医学从业者参考借鉴。

图书在版编目(CIP)数据

推进剂损伤简明临床医学/刘国炳主编 . — 北京:金盾出版社,2018.9
ISBN 978-7-5186-1455-4

Ⅰ.①推… Ⅱ.①刘… Ⅲ.①推进剂—损伤—临床医学 Ⅳ.①R826.5

中国版本图书馆 CIP 数据核字(2018)第 184177 号

金盾出版社出版、总发行

北京太平路 5 号(地铁万寿路站往南)
邮政编码:100036 电话:68214039 83219215
传真:68276683 网址:www.jdcbs.cn
双峰印刷装订有限公司印刷、装订
各地新华书店经销

开本:787×1092 1/32(小) 印张:5.875 字数:90 千字
2018 年 9 月第 1 版第 1 次印刷
印数:1~7 000 册 定价:19.00 元

编审委员会

主　任

吴天顺

副主任

陈小刚

委　员

邓继兵　吕根法

前　言

　　推进剂作为国防军工和航空航天不可或缺的重要资源，近年来得到大量和广泛地应用。而推进剂又有一定的物理和化学毒性，给接触推进剂的作业人员造成神经系统、呼吸系统、循环系统、消化系统、血液系统、泌尿生殖系统、皮肤黏膜、五官等损伤。所以，科研人员对推进剂进行了大量研究，包括各种推进剂的理化性质、物理毒性、化学毒性、环境影响、动物毒性、人体毒性、防疫防护和推进剂损伤的临床救治等，取得了大量成果，使我们能够扬其长避其害，更好地造福人类。

　　本书编者走访了推进剂生产厂家、推进剂损伤医疗机构和接触推进剂的作业人员，收集了大量推进剂损伤的临床资料，参考了有关专家的研究成果，编写了这本《推进剂损伤简明临床医学》，以期对基层卫生防疫防护人员和临床医疗护理人员有所帮助。军事医学科学院禹天福研究员和夏亚东教授、火箭军疾病预防控制中心廖远祥主任对本书的编写给予了很多指导，老领导张福台书记对本书的编写提出了宝贵意见，基地卫生处、五三四医院领导和同仁对本书的出版给予了大力支持，在此一并致谢。

由于编者水平有限，编写时间仓促，书中难免有不当和疏漏之处，欢迎各位专家和同仁不吝指教。

刘国炳

目 录

第一章　推进剂医学常识

宇宙飞船、航空航天器、人造卫星、太空探测器等，都需要火箭将它们送入空间预定位置，而火箭的动力需要推进剂提供，还有各型战略战术导弹和其他武器装备，也需要推进剂提供动力。推进剂是国防军工和航空航天不可或缺的重要资源。

一、推进剂的分类

（一）按推进剂的物理状态分类

1. 液体推进剂。包括单组元、双组元和三组元推进剂。

单组元推进剂：即兼有燃烧剂和氧化剂性能、可单组元使用的推进剂。如过氧化氢、肼、环氧乙烷、硝基甲烷、四硝基甲烷等。

双组元推进剂：即由燃烧剂和氧化剂分别储存的两组不同液体推进剂，需要时同时进入燃烧室燃烧。其主要组分有：液氧-乙醇、四氧化二氮-偏二甲基肼、液氧-煤油、发烟硝酸-偏二甲基肼、液氧

-液氮、四氧化二氮-甲基肼等。

三组元推进剂：即由燃烧剂、氧化剂和金属添加剂构成。

2. 低温推进剂。沸点在 $-145℃ \sim -253℃$ 的推进剂。

3. 固体推进剂。包括均质固体推进剂、复合固体推进剂等。

4. 固液推进剂。固体燃烧剂和液体氧化剂。

5. 液固推进剂。液体燃烧剂和固体氧化剂。

（二）按推进剂的使用条件分类

1. 可预包装推进剂。可在导弹或火箭出场前，预先包装放置于储箱中的液体推进剂。如醇类、烃类、胺类、肼类、硝酸、四氧化二氮等。贮存条件：临界温度 50℃ 以上，蒸气压在 50℃ 以下不高于 $20kg/cm^2$，并要求在 50℃ 以下不会分解，在密封储箱中储存 5 年以上不变质。

2. 可储存推进剂。包括烃类、胺类、肼类、硝酸、硝酸丙酯等。储存条件：临界温度 50℃ 以上，蒸气压在 50℃ 以下不高于 $20kg/cm^2$，分解率在 50℃ 以下储存每年不超过 1%。

3. 半可储存推进剂。贮存条件：蒸气压在 20℃ 时不超过 $20kg/cm^2$，分解率在 20℃ 时储存每年不超过 1%。

4. 不可储存推进剂。包括液氧、液氢、液氟等。沸点的最低环境温度在－50℃以下，其本身固有的物理、化学性质不稳定，常处于沸腾状态，虽有保温隔热措施，每日还将损失 0.5%～5%

（三）按推进剂的点火方式分类

1. 非自燃液体推进剂。氧化剂和燃烧剂进入燃烧室接触后不能自燃，需外加点火能源点燃，称非自燃液体推进剂。如液氧和乙醇、液氧和液氢等。通常单组元液体推进剂进入燃烧室后也不能自燃，需外加点火能源点燃。如硝基异丙酯、混酯等需火药点燃，如过氧化氢、无水肼等需催化剂催化分解点燃。

2. 自燃液体推进剂。氧化剂和燃烧剂进入燃烧室接触后能瞬时自燃，不需外加点火能源点燃，称自燃液体推进剂。如四氧化二氮和偏二甲基肼、硝酸-27S 和偏二甲基肼等。

（四）按推进剂的能量性质分类

可分为物理能推进剂、化学能推进剂、等离子体能推进剂、光能推进剂、核能推进剂、反物质能推进剂等。

二、推进剂的损伤

推进剂作用于人体，对人体组织器官会造成损伤，如中毒、烧伤、冻伤等。推进剂对人体组织器官造成损伤甚至危及生命的能力称为毒性。中毒则是人体受到推进剂作用后，造成组织器官功能性或器质性损伤的疾病状态。

（一）推进剂的损伤作用

1. 系统毒性

推进剂是有毒物质，在一定条件下作用于人体，在人体内产生生物化学反应，造成组织器官功能性或器质性损伤，导致人体暂时性或永久性失能，甚至危及生命。烃类推进剂属麻醉性毒物，在短时间内侵入人体，作用于中枢神经系统，使人体呈麻醉状态。氮氧化物、硝基类等推进剂属刺激性毒物，吸入一定剂量后，对呼吸系统有明显刺激作用，引起中毒性肺水肿。推进剂燃烧过程中产生一氧化碳、二氧化碳或氰化物等窒息性毒物，通过影响血红蛋白或细胞色素氧化酶的结构，引起人体组织器官缺氧，出现呼吸功能衰竭。肼类推进剂属系统性毒物，进入人体后引起多系统的全身性病变。部分推进剂气体或蒸气可刺激皮肤、眼睛、呼吸道，引起急慢性损伤。

2. 燃烧和爆炸

推进剂中的燃烧剂，如烃类、胺类、肼类、乙醇等易着火燃烧；推进剂中的氧化剂，如四氧化二氮、硝酸、液氧、过氧化氢等能助燃；燃烧剂与氧化剂混在一起立即燃烧或爆炸。燃烧可引起人体化学性烧伤，爆炸产生的冲击波和继发的各种投掷物可引起人体损伤。

3. 低温

液氮、液氢等低温推进剂，在储存、运输、加注、转注过程中，若防护不当，可引起局部或全身冻伤。局部冻伤多为冰型冻伤，局部组织发生冻结；全身冻伤主要发生在长时间暴露在寒冷环境中，又缺乏保暖措施，身体严重受寒所致。

4. 环境污染

推进剂在储存、运输、加注或转注过程中，因意外事故而发生大量泄漏；火箭或导弹发射时，发动机排出大量废气；发生发射事故时，遗留大量燃烧不全产物或部分未燃烧推进剂。以上诸因素会造成空气、水、土壤等环境污染。

5. 缺氧窒息

正常空气中氧气含量为 21%，当空气中氧含量降至 16% 时，出现动脉血氧分压（PaO_2）、血氧饱和度（SaO_2）降低，以及通气量增大、心率加快、头痛、注意力不集中、判断力减弱等窒息症状，继续发展则可出现呼吸困难、意识障碍、反射消失、甚至死亡。推进剂引起窒息的主要原因有：推进剂蒸气浓度升高，空气中氧含量降低，且低于必要的氧气浓度；推进剂在储存、运输、加注或转注过程中，储罐、槽车清洗后，用氮气吹干，罐内高氮低氧；推进剂本身就是化学性窒息剂。

（二）推进剂的中毒途径和代谢

1. 推进剂的中毒途径

呼吸道途径：部分推进剂在储存、运输、加注或转注过程中，一旦发生泄漏，就会以蒸气的形式扩散到空气中，被作业人员通过口腔、鼻腔、气管、支气管、肺泡吸收，迅速引起全身中毒，并造成呼吸道黏膜损伤。推进剂浓度、气流速度、作业人员肺泡内外气压差和现场停留时间，均成为中毒程度的因素。

胃肠道途径：推进剂在生产、处理过程中污染环境，人们误食被污染的水质、食物等经消化道吸收。推进剂的脂溶性、分子量、误食量和在胃肠道停留时间，是中毒程度的因素。

皮肤途径：部分推进剂如肼类、硝基类、四氧化二氮等具有脂溶性，极易从皮肤经皮下组织吸收，引起全身中毒；而且，还具有较强腐蚀性，也加重了其毒性。

2. 推进剂的病理生理代谢

推进剂经皮肤、呼吸道、消化道等途径吸收，随血液循环分布全身组织器官。肼类推进剂均匀分布于全身，在肝内解毒，半数经肝微粒体氧化，一部分形成二氧化碳和水排出，约三分之一以原形自肾排出，其余以胺、腙等形式经尿排泄。硝基类、氟类、烷类等推进剂均匀分布于全身，作用于血液（红细胞）系统、脑神经系统、肝脏等，经解毒代谢后排出。以下主要是肼类、氮氧化物类、硝基类等推进剂中毒的病理生理代谢。

（1）肼类推进剂中毒

维生素 B_6 缺乏导致惊厥：肼类推进剂进入人体，与维生素 B_6（吡哆醇）的同类物吡哆醛、$5'$-磷酸吡哆醛结合形成腙，消耗大量维生素 B_6，导致维生素 B_6 缺乏。肼类推进剂与吡哆醛形成的腙，具有抑制磷酸吡哆醛激酶的作用，阻碍 $5'$-磷酸吡哆醛的生物合成，$5'$-磷酸吡哆醛是谷氨酸脱羧酶、r-氨基丁酸转氨酶的辅酶，$5'$-磷酸吡哆醛含量降低，导致脑内 r-氨基丁酸含量降低。r-氨基丁酸是脑内的一种抑制性物质，与其受体结合选择性地抑制大脑皮质细胞，脑内 r-氨基丁酸含量降低后，脑神经处于兴奋状态，导致惊厥发作。

高铁血红蛋白形成与溶血：肼类推进剂进入人

体，经氧化作用，生成过氧化氢和自由基，作用于血红蛋白的亚铁离子和还原型谷胱甘肽，形成高铁血红蛋白并造成还原型谷胱甘肽降低。还原型谷胱甘肽降低使高铁血红蛋白还原受影响，高铁血红蛋白进一步升高，红细胞携氧能力减弱。肼类推进剂还直接作用于红细胞珠蛋白分子中的巯基，使珠蛋白变形，红细胞的双层膜结构消失，形变能力降低，易被脾内巨噬细胞破坏。过氧化氢和自由基损伤红细胞膜蛋白和类脂质，膜通透性改变，水钠进入细胞，红细胞肿胀成球形，为网状内皮系统所破坏。以上诸因素造成溶血。

乳酸性酸中毒：肼类推进剂进入人体，干扰辅酶、三羧酸循环和氧化代谢，阻断乳酸转变为丙酮酸，导致体内乳酸堆积；惊厥时全身肌肉呈强直性收缩，长时间屏气导致人体缺氧，肌细胞呈无氧代谢，导致体内乳酸堆积。以上诸因素造成乳酸性酸中毒。

中毒性肝病：肼类推进剂在体内代谢过程中，形成单乙酰肼，这是一种有毒的中间产物，它与肝脏蛋白以共价键结合，引起肝细胞变性坏死。

周围神经病：肼类推进剂进入人体，导致维生素 B_6 和 $5'$-磷酸吡哆醛缺乏，影响犬尿氨酸酶的作用，体内色氨酸转变为烟酸受阻，烟酸缺乏，引起周围神经病和糙皮病。

（2）氮氧化物类、硝基类推进剂中毒

气管、支气管损伤：氮氧化物类、硝基类推进剂刺激气管、支气管纤毛上皮细胞和黏液细胞。纤毛运动障碍，细胞化生且易脱落；黏液细胞分泌亢进，过多黏液和有害物质滞留气道，造成支气管阻塞。氮氧化物类、硝基类推进剂刺激气道感受器，使其传入冲动，引起刺激反射和咳嗽反射，细支气管周围组织化学反应后出现机化、纤维化，进一步加重细支气管管腔闭塞。

肺泡细胞损伤：氮氧化物类、硝基类推进剂的刺激和腐蚀作用，导致肺泡表面活性物质的过氧化和肺泡细胞的损伤；肺泡表面的单层扁平细胞和颗粒分泌细胞受损，不能维持肺泡细胞的表面张力，肺泡萎陷，肺顺应性降低，影响气血交换。氮氧化物类、硝基类推进剂还使肺泡表面活性物质中的卵磷脂发生过氧化反应，脂蛋白被溶解，细胞被破坏，出现肺泡扩大，影响气血交换。

肺毛细血管内皮细胞损伤：肺毛细血管内皮细胞变性坏死，大范围肺毛细血管阻塞，肺内血管床面积短期内明显减少，降低了有效循环血量。肺毛细血管通透性升高，大量血浆、有效成分渗入肺间质和肺泡内，减少了有效气血交换面积，导致严重缺氧。肺毛细血管静水压高，肺间质静水压低，肺泡毛细血管通透性升高，血浆蛋白外渗，肺毛细血管胶体渗透压降低，肺间质胶体渗透压升高，血浆蛋白等大分子物质积聚于肺间质。由于肺泡表面活性物质生成障碍，肺泡表面张力降低，肺泡塌陷，肺容量、功能残气量均减少。肺顺应性降低，通气-血流比例失调，肺内动静脉分流增加，引起严重低氧血症，呼吸频率增加，呼吸运动耗氧量增加 $10\sim20$ 倍。肺泡上皮细胞和肺毛细血管内皮细胞受损，肺泡、肺毛细血管通透性升高，引起肺水肿，甚至造成急性呼吸窘迫综合征。

肺组织损伤修复：肺组织有一定的自我修复能力，其单层扁平细胞一般无分泌和分裂增殖功能，主要靠颗粒细胞增生补充。氮氧化物类、硝基类推进剂中毒后期，肺泡间质可有纤维细胞、成纤维细胞、血管上皮细胞、胶原纤维、弹力纤维等增生，引起肺间质纤维化。

氮氧化物类、硝基类推进剂经呼吸道缓慢溶于肺泡表面的液体和含水蒸气的肺泡中，与水作用形成亚硝酸和硝酸，对肺组织产生剧烈的刺激和腐蚀作用，肺泡细胞和肺毛细血管内皮细胞变性坏死；肺内粒细胞、巨噬细胞释放蛋白酶和氧自由基参与损伤，引起肺水肿，甚至造成急性呼吸窘迫综合征。

（三）推进剂的毒性作用和分类

1. 急性毒性作用：因各种原因导致推进剂或其燃烧过程中产生的有毒气体大量释放，作业人员一次或 24 小时内多次大剂量接触，而引起剧烈的毒性作用。

2. 亚急性毒性作用：作业人员短时间（一般 14～28 天）内反复多次较大剂量接触推进剂，或接触推进剂剂量不足以引起急性毒性作用，但相对剂量较高，或由于具有较强的蓄积作用，而引起的毒性作用。

3. 慢性毒性作用：作业人员长期（一般 1～2 年）乃至终身连续、反复接触低剂量推进剂，而引起的毒性作用。

4. 亚慢性毒性：作业人员在较长时间（一般 3 个月）内，连续反复接触较大剂量推进剂，而引起的毒性作用。

三、推进剂中毒的诊断

（一）推进剂中毒史

工作岗位、作业过程等推进剂职业接触史，接触推进剂的种类、剂量，推进剂的中毒途径、群体发病情况，以及临床表现、发病经过、所用药物治疗情况。在意外事故中，群体发生中毒时，应了解环境情况，如推进剂中毒时所处位置、风速、气温等。

（二）推进剂中毒的临床表现

1. **呼气和体表的临床表现**

酒味：乙醇或其他醇类推进剂。

鱼腥味或氨味：偏二甲基肼、甲基肼、肼、混肼、混胺。

刺鼻酸味：四氧化二氮、硝酸类推进剂。

汽油味：烃类推进剂。

2. **皮肤黏膜的临床表现**

樱桃红色：一氧化碳、氰化物。

潮红：乙醇。

发绀：胺类推进剂、高氯酸胺、肼类推进剂、四氧化二氮、硝化甘油。

黄疸：肼、偏二甲基肼。

皮肤黄色痂：硝酸类推进剂化学性烧伤、肼类推进剂化学性烧伤。

3. **眼睛的临床表现**

瞳孔扩大：肼类推进剂。

视力障碍：肼类推进剂。

结膜炎、角膜损伤：硝酸类推进剂、四氧化二氮、肼类推进剂、高氯酸铵粉末。

4. 口腔的临床表现

流涎：肼类推进剂。

5. 神经系统的临床表现

嗜睡、昏迷：乙醇、烃类推进剂、肼类推进剂、四氧化二氮。

抽搐、惊厥：肼类推进剂。肼类推进剂中毒脑电图可呈现癫痫样发作表现。

6. 消化系统的临床表现

恶心、呕吐：肼类推进剂。

腹痛：肼类推进剂。肼类推进剂长期、大剂量损伤人体时出现肝脂肪变、肝细胞坏死，经治疗可恢复。腹部 B 超显示肝脂肪变，肝功能显示转氨酶升高。

7. 呼吸系统的临床表现

咳嗽、咳黄痰、哮喘：四氧化二氮。

肺水肿：四氧化二氮、硝酸类推进剂。胸部 X 片显示肺炎性改变或肺水肿变，血气分析有改变。

8. 循环系统的临床表现

心动过速：乙醇。

血压降低：四氧化二氮。

血管扩张：硝化甘油、硝基类推进剂。血管扩张临床表现为面部潮红、发绀、剧烈头痛。

9. 泌尿系统的临床表现

肼类推进剂引起肾小球滤过率、肾有效血流量降低，导致肾重吸收功能降低。甲基肼可引起溶血性尿，心电图、尿常规异常，还可引起肾功能改变。

10. 血液系统的临床表现

甲基肼可引起以高铁血红蛋白和红细胞赫氏小体形成为特征的溶血性贫血。肼、偏二甲基肼的溶血作用较甲基肼弱。四氧化二氮或硝酸、亚硝酸类、三硝基甲苯等推进剂也可引起高铁血红蛋白升高，尿常规可有溶血性改变。

11. 代谢系统的临床表现

肼类推进剂可引起以维生素 B_6 为辅酶的酶类代谢障碍。可引起早期血糖升高，然后降低，早期还可引起血浆游离脂肪酸升高、甘油三酯升高，以及肝脏、血浆、骨骼肌等氨基酸含量升高，蛋白质分解代谢增强，肝细胞内脂肪增加。甲基肼、偏二甲基肼对脂肪代谢影响不大，但可抑制转氨酶和脱羧酶的活性，影响氨基酸代谢。肼类推进剂具有免疫调节活性，可引起对起源于胸腺的 T 淋巴细胞亚群的抑制作用，对其他免疫器官却不起作用。辅助检查血糖、电解质、肝功、肾功有改变。

12. 遗传系统的临床表现

肼类推进剂在体外试验中具有遗传毒性，高浓

度的肼、偏二甲基肼具有胚胎毒性；硝基类推进剂
代谢产物具有遗传毒性。

部分作业场所偏二甲基肼或四氧化二氮超出最
高允许浓度，引起作业人员神经系统、呼吸系统、
消化系统等临床表现，未发现明显的慢性中毒和典
型的职业病。观察 10 年以上的作业人员，当调离
工作岗位后，临床表现逐渐消失。

（三）推进剂中毒的辅助检查

1. 推进剂分析：从推进剂样品中检查推进剂
种类。

2. 特异性检查：一氧化碳中毒，血中可检测
到碳氧血红蛋白；四氧化二氮、甲基肼和三硝基甲
苯等中毒，血中可检测到高铁血红蛋白。

3. 非特异性检查：血常规、尿常规、电解质、
血气分析、血糖、尿素氮、肌酐、肝功、心电图、
X 线等。

四、推进剂中毒的治疗

推进剂急性中毒的救治原则是阻止推进剂继续
作用于人体和维持生命功能，包括清除未被吸收的
推进剂、促进已吸收推进剂的排除、特异性抗毒治
疗和对症支持治疗。

（一）清除未吸收的推进剂

1. 呼吸道中毒：迅速脱离染毒区，转移到上风或侧风方向处，呼吸新鲜空气；清除呼吸道分泌物，保持气道通畅；选用 3% 硼酸溶液、2% 碳酸氢钠溶液或清水擦拭鼻腔或含漱。

2. 皮肤黏膜染毒：立即脱去染毒衣物，擦去体表可见毒液，对染毒部位用适当的消毒溶液消毒或清水冲洗。

3. 眼睛染毒：推进剂液滴溅入眼睛内或结膜接触有毒气体时，应用 3% 硼酸溶液、2% 碳酸氢钠溶液或清水冲洗。

4. 消化道中毒：推进剂液滴溅入口内或误服推进剂中毒时，用下列方法清除进入消化道的推进剂。

（1）催吐。适用于神志清醒患者，与洗胃结合可增加推进剂的清除效果。误服硝酸、四氧化二氮等腐蚀性推进剂中毒则禁止催吐。

①机械催吐，压舌板探触咽腭部使中毒患者呕吐。

②盐水催吐，灌服温盐水 200～300ml。

③药物催吐，口服吐根糖浆 30ml 或皮下注射阿扑吗啡 5mg。

（2）洗胃。误服硝酸、四氧化二氮等腐蚀性推进剂中毒禁止洗胃，误服其他推进剂中毒则按常规方法洗胃。

（3）吸附。洗胃后由胃管灌入药用炭片（50～100g）混悬液，或其他活性炭、吸附树脂等。

（4）导泻。洗胃或灌入吸附剂后，再灌入50％硫酸镁口服液50ml导泻。

（二）排除已吸收的推进剂

1. 强化利尿：排除分布于细胞外液、与蛋白质结合少、主要经肾由尿排泄的推进剂或代谢产物。主要适用于肼类推进剂中毒，以加速肼类推进剂排出。

2. 换血：放出中毒患者的血液，输入新鲜血液做置换。甲基肼中毒引起急性溶血时，为预防肾功能衰竭可考虑换血。

3. 血液透析：血液透析适用于乙醇中毒，也适用于甲基肼中毒引起的急性溶血并发急性肾功能衰竭。

急性乙醇中毒血液透析的适应证：

①无特效解毒药纳洛酮。

②临床症状重，一般治疗无效。

③有肝肾功能损伤。

（三）特异性抗毒治疗

1. 肼类推进剂中毒：如偏二甲基肼、甲基肼、肼、异烟肼等中毒，可静脉推注维生素 B_6 对抗痉挛。用法：维生素 B_6，首次 1～5g，以 5% 葡萄糖注射液 20 毫升稀释，缓慢静脉推注，间隔 30 分钟如法重复静脉推注 0.5～1.0g，直到痉挛停止，24 小时最大量 10g。异烟肼中毒时可用 1g 维生素 B_6 对抗 1g 异烟肼。

2. 高铁血红蛋白形成剂中毒：如四氧化二氮、甲基肼等中毒，使血红蛋白氧化为高铁血红蛋白，失去携氧功能。高铁血红蛋白血症可用亚甲蓝治疗，蓝色的亚甲蓝在还原型辅酶 I 脱氢酶催化下还原为白色亚甲蓝，白色亚甲蓝可使高铁血红蛋白还原成血红蛋白。用法：首次 1% 亚甲蓝 0.1～0.2ml/kg（100～200mg/kg），以 5% 葡萄糖注射液 20 毫升稀释，静脉推注 10～15 分钟，必要时 1 小时后如法重复静脉推注 1 次。

3. 乙醇中毒：阿片受体拮抗剂纳洛酮可阻断内啡肽类对阿片受体的作用，适用于乙醇中毒。用法：首次 0.4～0.8mg，以 5% 葡萄糖注射液 20ml 稀释，缓慢静脉推注，必要时 1 小时后如法重复静脉推注 0.4mg。

第二章　推进剂中毒急危重症

一、推进剂急性中毒性肺水肿

推进剂急性中毒性肺水肿是指推进剂急性中毒引起的肺内血管与组织间液体交换功能紊乱，肺含水量增多，以咳嗽、咳泡沫痰、呼吸困难、肺部弥漫性干湿啰音、缺氧等为临床表现。

（一）推进剂急性中毒性肺水肿的病因

四氧化二氮、肼类推进剂的气态等，为刺激性气体，吸入中毒后，可引起中毒性肺水肿；特别是四氧化二氮中毒，最易引起中毒性肺水肿。此外氨、氯、光气或硫酸二甲酯中毒，也可引起肺泡上皮细胞和毛细血管内皮细胞间膜的急性损伤，导致急性中毒性肺水肿。

（二）推进剂急性中毒性肺水肿
的临床表现

分以下四期：

1. 刺激期：接触推进剂后立即出现短暂、轻微的眼睛、呼吸道等刺激症状，如流泪、流涕、呛咳、胸闷、头昏、恶心、呕吐等中毒症状。

2. 潜伏期：一般为 1～6 小时，少数达 24～28 小时，四氧化二氮可长达 72 小时。刺激症状缓解，但病情未停止发展。影响潜伏期的因素为：①推进剂毒性：推进剂毒性越大，中毒越重，潜伏期越短，如氯化铵。②推进剂剂量：推进剂剂量越大，中毒越重，潜伏期越短。③推进剂水溶性：推进剂水溶性越大，进入肺泡剂量越大，肺水肿越易发生，如四氧化二氮。

3. 肺水肿期，分四个阶段：

（1）间质性肺水肿期。潜伏期后，全身不适加重，逐渐或突发咳嗽、气急、胸闷、烦躁、发绀等。肺部呼吸音低，啰音不明显。血气分析显示轻度低氧血症。胸部 X 片显示肺纹理增多增粗，肺门边缘模糊或两肺有点状、网状阴影，常见水平裂增厚，有时可见支气管袖口征或克氏 B 线（kerley B line）。

（2）肺泡性肺水肿期。出现明显缺氧症状，严重呼吸困难、发绀、烦躁，频繁咳嗽、咳泡沫痰、呈柠檬色、黄棕色或粉红色。心率增快，双肺中下部甚至全肺弥漫性干湿啰音。胸部 X 片显示双肺散在不规则斑片或云雾样阴影。血气分析显示动脉血氧分压（PaO_2）降低，呼吸性碱中毒，后期除动脉血氧分压降低外，有动脉血二氧化碳分压（$PaCO_2$）升高，合并代谢性酸中毒或混合性酸中毒。四氧化二氮中毒还易引起自发性气胸和纵隔气肿。

（3）休克期。严重缺氧，呼吸功能、循环功能减退，代谢紊乱，神志模糊或昏迷、皮肤苍白湿冷、血压降低。血气分析显示动脉血氧分压（PaO_2）显著降低、二氧化碳分压（$PaCO_2$）升高，严重混合性酸中毒。

（4）终末期。休克恶化，进入不可逆期，多脏器功能衰竭，最终死于呼吸功能、循环功能衰竭。

4. 恢复期：中度以下肺水肿一般经 1～2 天治疗后好转，3～5 天基本痊愈。重度肺水肿经积极救治，度过危险期后好转，15～20 天痊愈，个别达 1 个月以上痊愈。胸部 X 片改变在痊愈一周后消失，肺功能恢复则需数月。

中毒性肺水肿并发症有继发性肺炎、间质性肺气肿、皮下气肿、纵隔气肿、自发性气胸、闭塞性纤维性支气管炎、支气管扩张、肺纤维化、肺不张、肺功能减退等。

（三）推进剂急性中毒性肺水肿
的诊断

1. 病史：推进剂接触史、中毒史。

2. 临床表现：主要症状有咳嗽、咳大量泡沫痰、呼吸困难、发绀、烦躁。主要体征有两肺弥漫性干湿啰音，甚至心音被掩盖，脉细速，血压降低。

3. 辅助检查：胸部 X 片显示肺纹理紊乱，呈斑片状阴影，常见水平裂增厚，肺实质性改变。血气分析显示动脉血氧分压（PaO_2）降低、二氧化碳分压（$PaCO_2$）升高，初期呼吸性碱中毒，后期代谢性酸中毒或混合性酸中毒，甚至呼吸衰竭。心电图显示 ST-T 段降低。

（四）推进剂急性中毒性肺水肿
的治疗

1. 推进剂急性中毒性肺水肿的预防性治疗

（1）应用肾上腺皮质激素，地塞米松，每次 5～10mg，肌内注射或直接静脉推注，每日 3 次。

（2）绝对卧床休息，低流量吸氧，控制液体入量，严密观察病情变化。

（3）有呼吸道刺激症状时，超声雾化吸入，早期吸入 3％碳酸氢钠溶液，继而吸入地塞米松、氨茶碱、a-糜蛋白酶、庆大霉素混合液。具体用法：地塞米松 5～10mg＋氨茶碱 0.25g＋a-糜蛋白酶 1万单位＋庆大霉素 32 万单位＋生理盐水 100～250ml，超声雾化吸入，20～30 分钟吸完，每日 2次，连用 5～7 天为 1 个疗程。

（4）烦躁不安时，应用抗组胺型镇静剂，异丙嗪，每次 25mg，肌内注射，每日 3 次。

（5）保持呼吸道通畅，止咳、化痰、解痉。

（6）应用高渗葡萄糖，每次 50％葡萄糖注射液 60～100ml，加维生素 C 1～2g，静脉推注，每日 2～3 次。

（7）应用钙剂，每次 10％葡萄糖酸钙注射液 10ml，静脉推注，每日 2～3 次。

（8）常规应用抗生素预防感染。

2. 推进剂急性中毒性肺水肿发作的治疗

（1）应用肾上腺皮质激素。地塞米松，每次 10～20mg，直接静脉推注，每日 3 次，连用 3～5天，症状缓解后小剂量间歇用药。

（2）镇静。烦躁不安时，应用抗组胺型镇静剂，异丙嗪，每次 25mg，肌内注射，每日 3 次。

（3）氧疗。根据具体情况，用最低有效浓度的氧气（吸入低于氧浓度 50％的氧气），在最短时间内达到纠正低氧血症的目的。氧疗过程中作间断性血气分析和连续性血氧饱和度监测。动脉血氧分压（PaO_2）保持在 8kPa（60mmHg）以上，血氧饱和度（SaO_2）保持在 90％左右。重度中毒患者用鼻管或普通面罩吸氧达不到要求时，需气管插管或气管切开进行机械呼吸。动脉血氧分压（PaO_2）进行性降低时，可采用呼气末正压（PEEP）呼吸。

（4）保持呼吸道通畅。

①吸痰引流。

②大量泡沫痰。应用消泡剂，减少水泡表面张力。吸入 1％二甲基硅酮消泡气雾剂（消泡净），每日 1～3 喷，反复应用。若无消泡剂，可应用 50％酒精溶液，置氧气湿化瓶中随氧气吸入，开始数分钟氧流量 2～4L/分；10～15 分钟后，待患者呼吸道黏膜适应，可增至 9～10L/分；吸入 30 分钟后改为水气吸入，交替进行。

③解痉。氨茶碱，每次 0.25g，以 5％葡萄糖注射液 100ml 稀释，静脉滴注，每日 2 次。

④必要时行气管切开。四氧化二氮中毒可有坏死黏膜脱落堵塞支气管，也可准备好支气管镜随时取出堵塞的黏膜。

（5）利尿。减少肺循环容量，改善肺水肿。常用小剂量呋塞米，每次 20mg，直接静脉推注，每日 2～3 次，但血压降低或血液浓缩明显时慎用。不宜用甘露醇，因甘露醇可加重肺间质水肿。

（6）防治感染。因肺组织受到破坏及肺水肿液为细菌的良好培养基，故必须重视防治肺部感染。原则是：合理使用抗生素，严格消毒隔离制度，注射丙种球蛋白提高抵抗力。

（7）预防上消化道出血。急性中毒性肺水肿使人体处于应激状态，加上大剂量使用激素，易产生上消化道应激性溃疡出血，可应用 H_2 组胺受体拮抗剂（雷尼替丁或法莫替丁）、胃壁细胞质子泵 H^+/K^+ ATP 酶抑制剂（奥美拉唑）、硫糖铝保护胃黏膜。

（8）强心。若并发心力衰竭，应用毛花苷 C，每次 0.4mg，以 25% 葡萄糖注射液 20ml 稀释，缓慢静脉推注，必要时，间隔 30 分钟如法重复静脉推注，但在缺氧时易发生毒性反应，宜用半量。

（9）兴奋呼吸。一般不用，因呼吸兴奋剂可增加呼吸作用；但未作气管插管或气管切开，或动脉血二氧化碳分压（$PaCO_2$）升高，可考虑应用。尼可刹米，每次 0.375～0.75g，直接静脉推注，每 2～4 小时 1 次；或每次 5～10g，以 5%～10% 葡萄糖注射液 250～500ml 稀释，以 10～15mg/分速度静脉滴注。回苏林，每次 8mg，肌内注射，每 2～4 小时 1 次。都可喜，每次 50～100mg，每日 2 次，口服。应用 1～2 天。

（10）应用吗啡。吗啡可抑制呼吸中枢，故应禁用；但在气管切开后机械呼吸情况下，有适应证（心力衰竭明显）时，可考虑应用。吗啡，片剂，每次 5～15mg，极量每次 30mg，口服，每日不超过 100mg；控释片，每次 10mg，每 12 小时 1 次，口服；注射液，每次 5～15mg，极量每次 20mg，皮下注射，每日不超过 60mg。

（11）应用莨菪碱类药。其作用是：扩张小血管，使血液转向体循环，减轻肺动脉压力；解除支气管平滑肌痉挛，减少呼吸道分泌，改善肺通气和换气功能；稳定生物膜，抑制氧自由基、花生四烯酸代谢产物、溶酶体等多种生物活性物质的释放，降低微血管通透性；抑制大脑皮层，但兴奋呼吸和循环中枢。东莨菪碱，每次 0.3～0.9mg，或山莨菪碱，每次 20～40mg，直接静脉推注，间隔 15～30 分钟如法重复静脉推注 1 次。30～60 分钟后，待肺水肿缓解，面色红润，四肢温暖，呼吸循环状况改善。

（12）应用纳洛酮。纳洛酮，每次 0.4～0.8mg，以 5％葡萄糖注射液 20 毫升稀释，缓慢静脉推注。

（13）应用前列腺环素。前列腺素 E1，每次 50～200mg，以 5％葡萄糖注射液 500ml 稀释，静脉滴注，每日 1 次，连用 10～14 天为 1 个疗程。

（14）其他对症治疗。如应用新鲜血浆、白蛋白、辅酶 A、ATP 等，纠正水、电解质紊乱和酸碱失衡。

二、推进剂急性中毒性呼吸窘迫 综合征

急性呼吸窘迫综合征是急性呼吸衰竭的一种类型，是指以进行性呼吸窘迫和低氧血症为特征的重度急性肺损伤。

（一）推进剂急性中毒性呼吸窘迫 综合征的病因

推进剂如氮氧化物、氨、氯、光气等刺激性气体中毒，直接引起肺泡上皮细胞、肺毛细血管内皮细胞间膜急性损伤，并有炎性介质释放，导致急性呼吸窘迫综合征。四氧化二氮能与肺泡表面活性物质中的卵磷脂发生过氧化反应，破坏肺泡表面活性物质，导致急性呼吸窘迫综合征。

（二）推进剂急性中毒性呼吸窘迫 综合征的临床表现

临床上具有推进剂急性中毒性肺水肿的各种表现，但症状更为严重，尤以呼吸频数、呼吸窘迫更为明显，进行性低氧血症更为突出，且一般氧疗难以纠正。病情发展迅速，多在1～2天内出现严重

并发症，如代谢性酸中毒、继发感染、心肾肝功能损伤、意识障碍、昏迷等。

（三）推进剂急性中毒性呼吸窘迫综合征的辅助检查

血 pH 值降低，动脉血氧分压（PaO_2）进行性降低，肺泡与动脉血氧分压差（$A\text{-}aPO_2$）加大。吸纯氧时，肺泡与动脉血氧分压差（$A\text{-}aPO_2$）＞26.7KPa（正常＜20 KPa），显示严重肺内动静脉分流。心电图显示 ST-T 改变，肝肾功能受损，出现多脏器功能衰竭。胸部 X 片显示早期无异常，或仅有透明度降低，或在短期内迅速出现弥漫性斑片状阴影，以基底部最为明显，并相互融合成大片，呈"肺水肿"影像学改变。

（四）推进剂急性中毒性呼吸窘迫综合征的诊断

1. 病史：推进剂接触史、中毒史。

2. 急性起病：呼吸频数和（或）呼吸窘迫，呼吸频率高于 28 次/分，1 周内出现急性或进展性呼吸困难。

3. 低氧血症：在急性肺损伤时，氧合指数（PaO_2/FiO_2）≤300mmHg；在急性呼吸窘迫综合征时，氧合指数（PaO_2/FiO_2）≤200mmHg，呈持续难以纠正状态。氧合指数（PaO_2/FiO_2）$\leqslant$ 200mmHg 与肺阴影同期出现（时间差<24 小时）。

4. 胸部 X 片：显示两肺浸润阴影，不能用胸腔积液、肺不张和结节影解释。

5. 呼吸衰竭：不能完全用心力衰竭和液体负荷过重解释，毛细血管楔压（PCWP）<18mmHg，或临床上能排除心源性肺水肿。

（五）推进剂急性中毒性呼吸窘迫综合征的治疗

与急性中毒性肺水肿治疗相同。实施重症监护，重点是迅速纠正低氧血症，克服肺泡萎陷，消除肺水肿，预防多脏器功能衰竭。

三、推进剂急性中毒性脑病

推进剂急性中毒性脑病是指推进剂急性中毒时出现的中枢神经系统功能和结构的改变。轻症为可逆性功能障碍，如麻醉状态；重症则有脑结构出现病理性损伤，出现弥漫性脑水肿。

（一）推进剂急性中毒性脑病的病因

肼类和硼氢类推进剂可直接损伤中枢神经系统，四氧化二氮急性中毒性肺水肿和肼类推进剂中毒性惊厥，可导致继发性脑组织缺氧。

（二）推进剂急性中毒性脑病的临床表现

发生急性中毒性脑病时，由于脑的小血管壁和血脑屏障通透性升高、脑组织渗透压升高，或同时有血浆渗透压降低、颅内静脉压升高，导致弥漫性脑水肿、充血、点状出血。脑水肿颅内压升高一旦形成脑疝，严重影响脑血流和脑脊液循环，并压迫脑干，导致呼吸功能和循环功能衰竭。

1. 意识障碍：意识蒙眬、昏睡或昏迷。

2. 精神症状：谵妄（意识蒙眬、躁动不安、恐怖性错觉或幻觉、定向力障碍）或精神运动性兴奋（兴奋躁动、言语增多、情绪激动、惊恐）。

3. 抽搐：局部性或全身性抽搐，严重时有继发性癫痫大发作、癫痫持续状态、去皮质强直发作或去大脑强直发作。

4. 神经症状：自主神经紊乱，出现瞳孔变化、大汗、中枢性高热、呼吸中枢或循环中枢抑制等。

5. 颅内压升高症状：剧烈头痛；频繁喷射样呕吐、躁动不安、意识障碍、瞳孔缩小、脉搏呼吸变慢、血压升高等。部分患者可出现球结膜水肿、视神经盘水肿。

6. 脑疝症状：瞳孔不等大、呼吸无节律、意识障碍，或呼吸突然停止、双瞳孔散大。

（三）推进剂急性中毒性脑病的诊断

1. 病史：推进剂接触史、中毒史。

2. 临床表现：上述推进剂急性中毒性脑病的临床表现。

3. 辅助检查：选择下列有关项目以明确诊断。

（1）颅脑 X 片。检查有无颅内压升高，排除颅骨外伤。

（2）脑电图。排除颅内占位性病变、癫痫。

（3）计算机断层扫描（CT）、核磁共振成像（MRI）。检查脑水肿、脑软化、脑皮质下白质脱髓鞘等病变，排除颅内占位性病变。

（4）大脑感觉诱发电位。估评大脑功能障碍的严重程度和预后，排除癔症。

（5）脑脊液检查。排除颅内感染、出血。

（6）颅内压检查。作为脑水肿的辅助诊断。

（四）推进剂急性中毒性脑病的治疗

1. 病因治疗

（1）阻止未吸收推进剂的吸收。

（2）加速已吸收推进剂的排泄。

（3）抗毒治疗。

2. 对症治疗

（1）吸氧。鼻管或面罩吸氧，必要时高压氧治疗。

（2）治疗脑水肿。

①脱水疗法：应用脱水剂或利尿剂，使水肿的脑组织脱水。常用脱水剂为高渗晶体脱水剂，如20%甘露醇注射液，每次 250ml，快速静脉滴注或直接缓慢静脉推注，每6～8小时1次。有肺水肿时，不宜应用 20%甘露醇注射液，常用利尿剂，如呋塞米，每次 20～40mg，直接静脉推注，每日2～3次；或依他尼酸钠，每次 25～50mg，以 10%葡萄糖注射液 20～40ml 稀释，缓慢静脉推注，每日 2～3次。

②应用肾上腺皮质激素：早期、适量、短程应用地塞米松，每次 10～20mg，直接静脉推注，每日 3次，连用3～7天。

③降温：降低脑组织代谢，提高脑组织对缺氧的耐受力。局部降温可用冰帽，全身降温可静脉滴注冬眠合剂Ⅰ号（5%葡萄糖注射液 250ml、氯丙嗪 50mg、哌替啶 100mg、异丙嗪 50mg），必要时可如法重复静脉滴注，但要注意哌替啶对呼吸的抑制。

④加强护理：密切观察意识、瞳孔、脉搏、呼吸、血压等生命体征变化，控制液体入量。输液一

般不用0.9％氯化钠注射液和高渗葡萄糖注射液。

（3）控制抽搐和精神运动性兴奋：应用抗惊厥药或镇静剂，以免加重脑缺氧和脑水肿。地西泮，每次10～20mg，肌内注射或直接静脉推注，必要时可如法重复肌内注射或直接静脉推注，24小时总量100mg；苯巴比妥钠，每次0.1～0.2g，肌内注射，每日3次；苯妥英钠，每次0.1～0.25g，直接缓慢静脉推注，每日3次；必要时，在呼吸监护下应用异戊巴比妥钠，每次0.5g，以0.9％氯化钠注射液10～20ml稀释，缓慢静脉推注，直到抽搐停止。

（4）改善脑细胞代谢，促进脑功能恢复：应用三磷腺苷（ATP）、辅酶A、细胞色素C、脑活素等。

（5）应用抗生物氧化剂：维生素E胶囊，每次50～100mg，每日2次，口服；或维生素E，每次10～20mg，肌内注射，每日1次。还原型谷胱甘肽，每次600mg，肌内注射，每日1次；或每次600～1200mg，以0.9％氯化钠注射液或5％葡萄糖注射液250～500ml稀释，静脉滴注，每日1次。

3. 防治并发症。

四、推进剂急性中毒性肝病

推进剂经皮肤、呼吸道、消化道吸收，导致短期内肝细胞损伤、肝组织水肿、肝细胞脂肪变性，甚至导致肝性脑病。

（一）推进剂急性中毒性肝病的病因

肼类推进剂直接作用于肝细胞，或四氧化二氮中毒性肺水肿间接导致肝缺氧损伤，或甲基肼引起溶血、急性贫血、缺氧导致肝损伤。

（二）推进剂急性中毒性肝病的临床表现

类似急性病毒性肝炎，临床可分四型：

1. 黄疸型：早期有乏力、食欲不振等症状，逐渐加重，伴头晕、头痛、恶心、呕吐、腹胀、肝区疼痛，黄疸常在 3～7 天内出现，肝大、压痛。

2. 无黄疸型：症状与黄疸型类似，但一般表现较轻，无黄疸。

3. 隐匿型：症状不明显，或以其他系统症状为主，但有肝大、肝功能异常。

4. 重症型：大量推进剂急性肝脏中毒，或在原有肝脏疾病基础上再受到推进剂的损伤，可导致重症型肝病。特点是起病急、症状重、病情发展快。突出症状为高度乏力、严重食欲不振，伴意识障碍（嗜睡、性格行为异常、烦躁、谵妄），黄疸较深，并有出血倾向。血氨升高，为并发肝性脑病（肝性昏迷）征兆。

（三）推进剂急性中毒性肝病的诊断

1. 病史：推进剂接触史、中毒史，流行病学调查排除传染性肝炎。

2. 临床表现：上述推进剂急性中毒性肝病的四型临床表现，特别是症状与推进剂中毒密切相关，推进剂中毒的其他症状。

3. 辅助检查

（1）肝功能检查。以谷丙转氨酶（ALT）升高最为敏感，但谷草转氨酶（AST）、乳酸脱氢酶（LDH）、肌酸磷酸激酶（PK）也可升高。黄疸型和重症型血清胆红素升高，尿中尿胆原、尿胆素升高，尿中可出现胆红素。

（2）病毒性肝炎血清标志物检查。排除病毒性肝炎。

（3）肝脏 B 超检查。判断肝病性质和严重程度。

（4）肝脏穿刺活体组织检查。与病毒性肝炎鉴别。

（四）推进剂急性中毒性肝病的治疗

1. 病因治疗。肼类推进剂中毒，应用维生素 B_6 静脉推注，积极治疗四氧化二氮中毒性肺水肿。

2. 加强肝脏解毒功能，促进肝脏损伤的恢复。

（1）早期、足量、短程应用肾上腺皮质激素。有利于肝糖原的储存，防止肝细胞坏死，根据病情决定剂量与疗程。地塞米松，每次 10～20mg，肌内注射，每日 2～3 次；氢化可的松，每次 200～400mg，以 5%～10% 葡萄糖注射液 250～500ml 稀释，静脉滴注，每日 1 次。连用 5～7 天为 1 个疗程。注意防止消化道出血与并发感染。

（2）应用葡醛内酯。葡醛内酯与推进剂结合，有利于解毒和保护肝细胞。葡醛内酯，每次 200mg，以 5%～10% 葡萄糖注射液 500ml 稀释，静脉滴注，每日2～3 次；或葡醛内酯，每次 0.1g，每日 3 次，口服。

（3）应用大剂量葡萄糖、维生素 C。以升高肝糖原，加强肝脏解毒功能。

（4）应用 GIK 极化液。10% 葡萄糖注射液 500ml，常规胰岛素 12U，10% 氯化钾注射液 10ml，静脉滴注，每日 1～2 次，连用 2～3 周为 1 个疗程。

（5）应用抗氧化剂。如维生素、还原型谷胱甘肽、二磷酸果糖等。同前述。

（6）应用高能量药物。如三磷腺苷、辅酶 A、肌苷等。

（7）应用 B 族维生素。如维生素 B_1、维生素 B_2、维生素 B_6、泛酸等，加强推进剂在体内的转化。

3. 及时、迅速纠正缺氧状态

（1）治疗四氧化二氮中毒性肺水肿，治疗甲基肼中毒引起的急性溶血。

（2）氧疗，提高动脉血氧分压。

（3）必要时高压氧治疗。

4. 给予高糖（400～600g/天）、高蛋白（100～150g/天）、高维生素、低脂肪（＜20～40g/天）、易消化食物。维持水、电解质和酸碱平衡。

5. 重症型中毒性肝病的救治

（1）采用中西医结合治疗的原则，防治出血、感染、脑水肿，阻断肝细胞坏死、促进肝细胞再生，排除体内毒性代谢产物。

（2）应用肝细胞生长因子，每次 40～60mg，肌内注射，每日 2 次，连用 1 个月为 1 个疗程。

（3）应用前列腺素 E1，每次 50～200mg，静脉滴注，每日 1 次，连用 10～14 天为 1 个疗程。可保护细胞膜和细胞器，稳定溶酶体，防止肝细胞代谢紊乱。

（4）应用胰高糖素每次 1mg 和胰岛素每次 8～12 单位，以 10％葡萄糖注射液 500ml 稀释，静脉滴注，每日 1～2 次。

（5）应用蛋白因子（胎肝细胞提取物），每次 3ml，肌内注射，每日 2 次。可促进肝细胞再生，提高人体细胞免疫功能。

（6）应用人工肝活性炭血液灌流或聚丙烯腈膜血浆透析，除去体内毒性代谢产物。

（7）应用降低血氨含量、减少胺类推进剂毒性的药物，如谷氨酸钠、γ-氨基丁酸、精氨酸、鱼精蛋白、左旋多巴、乳果糖、抗生素等。

（8）低蛋白或无蛋白饮食，待病情好转，再逐渐增加蛋白含量，每天 25～50g。但热量必须充足，每天总热量应保持在 1 600 千卡左右。

五、推进剂急性中毒性肾病

推进剂急性中毒性肾病是指推进剂急性中毒时并发的肾实质损伤。主要病变是急性肾小管上皮细胞坏死。

（一）推进剂急性中毒性肾病的病因

推进剂直接损伤肾脏，如高氯酸铵及其代谢产物经肾小球滤过，直接损伤肾小管；或者溶血而导致肾脏损伤；或者人体缺氧，肾脏对缺氧耐受差；或者受推进剂急性中毒性肝病的影响，并发肝肾综合征。

（二）推进剂急性中毒性肾病的临床表现

1. 轻度肾损伤

除推进剂中毒引起的相应症状外，还有血尿、蛋白尿、细胞管型和颗粒管型等。血尿素氮（BUN）、肌酐（Cr）正常或轻度升高。

2. 急性肾功能衰竭

急性肾功能衰竭是由多种原因引起肾实质细胞（主要是肾小管）破坏所导致的肾脏功能急性障碍。主要病变为急性肾小管坏死，变化是可逆的、自限性的。

（1）少尿型

①少尿期（24 小时尿量少于 400ml）或无尿（24 小时尿量少于 100ml）。

先有推进剂急性中毒症状，然后突然出现少尿、伴水肿、低钠血症、高钾血症、代谢性酸中毒、高血压等急性尿毒症症状和心力衰竭、继发感染等。一般历时 2 周。

②多尿期（24 小时尿量超过 2 000～3 000ml）。

水肿消退、血压恢复、肾功能逐步恢复，血尿素氮、肌酐逐渐降低。此期尿量过多易发生脱水、低钾血症、低钠血症等水、电解质紊乱。一般历时15～25 天。

③恢复期

肾小球滤过率恢复正常，但肾小管浓缩功能恢复较慢，绝大多数患者肾功能可完全恢复，极少数患者可进展为慢性肾功能衰竭。

（2）非少尿型

推进剂急性中毒引起的肾功能衰竭多为非少尿型。特点：尿量无明显减少，甚至增多；氮质血症虽明显，但持续时间较短，预后较好。

（三） 推进剂急性中毒性肾病的诊断

1. 病史：推进剂接触史、中毒史。

2. 临床表现：上述推进剂急性中毒性肾病的临床表现。

3. 轻度肾损伤辅助检查：尿中出现蛋白、红细胞、各种管型等，血尿素氮、肌酐含量可做参考。

4. 急性肾功能衰竭辅助检查

（1）24 小时尿量持续低于 400ml。但非少尿型尿量不减少。

（2）尿比重降低（低于 1.015），尿渗透浓度降低（低于 370mmol/L）且趋于固定。尿中出现蛋白，尿沉渣可见大量红细胞、肾小管上皮细胞、各种管型。有溶血时尿中可见血红蛋白结晶。

（3）血尿素氮（BUN）、血肌酐（Cr）急剧升高，血尿素氮（BUN）每日升高大于 3.6mmol/L，血肌酐（Cr）每日升高大于 44μmol/L。

（4）血尿素氮（BUN）/血肌酐（Cr）＜20。

（5）尿钠升高（高于 40mmol/L）。

（6）尿滤过钠排泄率（FENa）升高（高于 2%）。

（7）肾衰指数（RFI）（尿钠×尿肌酐/血肌酐）升高（高于 2）。

（四）推进剂急性中毒性肾病的治疗

1. 早期治疗：去除病因，尽可能维持尿量，不使其进入少尿期。

（1）病因治疗。应用特效抗毒药，或以血液净化疗法排除体内已吸收的推进剂。

（2）应用肾上腺皮质激素。早期、足量、短程应用。地塞米松，每次 10～20mg，直接静脉推注，每日 3 次。

（3）促进排尿。纠正血容量不足后仍少尿，可采用。

①强利尿剂，呋塞米，每次 4～8mg/kg，直接静脉推注，若 2 小时后尿量不增加，如法重复静脉推注 1 次。不宜多用。

②20％甘露醇注射液，每次 125～250ml，快速静脉滴注，若 2 小时后尿量不增加，如法重复快速静脉滴注 1 次，若无效则停用。

（4）结合具体情况选用

①血管扩张剂解除肾血管痉挛，如多巴胺、酚妥拉明。

②钙离子拮抗剂。

2. 少尿期治疗

（1）严格控制液体入量。

（2）预防和控制高钾血症。

①严格限制钾盐和高钾食物的摄入。

②当血钾达 6.5mmol/L 以上时。25％葡萄糖注射液加常规胰岛素（5g 糖加 1U 胰岛素）静脉滴注降低血钾。10％葡萄糖酸钙注射液 30～40 ml 或5％碳酸氢钠注射液 60ml，静脉滴注纠正高钾血症导致的心律失常。聚磺苯乙烯，每次 15g 口服或40g 灌肠，每 6 小时 1 次。透析疗法，包括血液透析或腹膜透析。

（3）预防和控制低钠血症

①严格控制液体入量。

②因呕吐、腹泻、出汗等失钠时，根据病情静脉滴注 3％氯化钠注射液 300～500ml。

（4）纠正酸中毒。根据血气分析或二氧化碳结合力，静脉滴注适量 5％碳酸氢钠注射液。

（5）防治感染。应选用对肾脏损伤小的抗生素，禁用通过肾脏排泄或肾毒性抗生素。

（6）维持营养，减少蛋白质分解。以碳水化合物和脂肪维持足够热量，严格限制蛋白质摄入。

（7）其他对症治疗。

①控制高血压。有引起高血压脑病可能时，利舍平，每次1～2mg，肌内注射，每日2次。或应用其他口服降压药。

②镇静。有谵妄、躁动时，地西泮，每次5～10mg，肌内注射，每日3次。

③强心。有心力衰竭时，毛花苷C，每次0.4mg，以25%葡萄糖注射液20ml稀释，缓慢静脉推注；必要时，30分钟后如法重复静脉推注。

3. 多尿期治疗：按照以补充为主的原则，按水、电解质实际丢失量有计划地补充。

（1）补充液体和电解质。

（2）补充营养。

（3）纠正贫血。

（4）其他对症治疗。

六、推进剂急性中毒性心脏病

推进剂急性中毒性心脏病是指推进剂急性中毒时，直接或间接损伤心脏，可并发休克、肺水肿、电解质紊乱。

（一）推进剂急性中毒性心脏病的病因

由甲基肼等推进剂导致高铁血红蛋白血症或溶血引起，或由四氧化二氮等推进剂导致急性肺水肿、缺氧、电解质紊乱引起，或由肼类推进剂中毒导致惊厥、缺氧引起。

（二）推进剂急性中毒性心脏病的临床表现

1. 推进剂急性中毒性心肌病

（1）轻度心肌损伤

症状：心悸、胸闷、气急、心前区不适、乏力等。

查体：心动过速、心脏扩大、第一心音减弱、有时可出现舒张期奔马律。

心电图：可有 ST 段或 T 波变化。

辅助检查：心肌酶谱（AST、LDH、CPK）升高。

（2）重度心肌损伤

①心源性休克

症状：面色苍白、肢端青紫、四肢厥冷、脉搏细速、血压降低。

心脏漂浮导管检查：心输出量（CO）＜4L/min，心脏指数（CI）＜2.2L/min/m²，肺毛细血管楔压（PCWP）＞30mmHg，心搏工作指数（SWI）＜10g. m/m²。

②急性左心衰竭

症状：咳嗽、呼吸困难、发绀、烦躁、粉红色泡沫样痰、两肺弥漫性干湿啰音。

心脏漂浮导管检查：心输出量（CO）＜4L/min，心脏指数（CI）＜2.2L/min/m²，血管锲压（PCWP）＞25mmHg，心搏工作指数（SWI）＜20g·m/m²。

2. 推进剂急性中毒性心律失常

（1）窦性心律失常：窦性心动过速或过缓、窦性心律不齐。

（2）异位搏动：期前收缩（房性、交界性、室性）、阵发性心动过速（室上性、室性）、心房扑动、心房颤动、心室扑动。

（3）传导异常：Ⅰ度、Ⅱ度、Ⅲ度房室传导阻滞。

（三）推进剂急性中毒性心脏病的诊断

1. 病史：推进剂接触史、中毒史。

2. 临床表现

（1）中毒性心肌病（中毒性心肌炎、心源性休克、急性左心衰竭）和各种功能性心律失常的临床表现。

（2）其他系统中毒症状。

3. 辅助检查

（1）心电图检查：Q-T间期延长，ST段降低或升高，T波平坦、双相或倒置，异常U波，各种心律失常等。

（2）心肌酶谱检查：AST、LDH、CPK及其同工酶升高。

（3）心脏X线检查：心脏扩大等异常表现。

（4）心脏B超心动图检查：必要时进行。

（5）血清电解质检查、血气分析：早期发现水、电解质紊乱和酸碱失衡。

（6）连续心电图、血压监护：心源性休克、急性左心衰竭、严重心律失常（阵发性心动过速、心房扑动、心房颤动）的患者属于病情危重病例，必须置于重症监护病房进行连续心电图、血压监护。

（7）心脏漂浮导管检查：重度心肌损伤时有助于鉴别诊断和治疗。

（四）推进剂急性中毒性心脏病
的治疗

1. 一般处理

绝对卧床休息、安静、保温、吸氧，维持水、电解质和酸碱平衡。

2. 病因治疗

（1）抗毒治疗：肼类推进剂中毒应用维生素 B_6，首次 1～5g，以 5% 葡萄糖注射液 20ml 稀释，缓慢静脉推注，间隔 30 分钟如法重复静脉推注，24 小时最大量 10g。

（2）纠正缺氧：缺氧导致心脏损伤，应及时纠正缺氧，必要时高压氧治疗。

（3）纠正水、电解质紊乱和酸碱失衡：多为低钾或酸中毒诱发，应及时补钾、纠正酸中毒。

3. 心肌病的治疗

（1）应用肾上腺腺皮质激素：地塞米松，每次 10～20mg，肌内注射，每日 2～3 次。氢化可的松，每次 200～400mg，以 5%～10% 葡萄糖注射液 250～500ml 稀释，静脉滴注，每日 1 次，连用 1 周为 1 个疗程。

（2）改善心肌营养和代谢：维生素 E、维生素 B_1、维生素 B_2、维生素 B_6、CoQ 10、ATP、三磷腺苷等肌内注射或静脉滴注。1.6-二磷酸果糖，每次 5g，以 5％葡萄糖注射液稀释成 10％溶液，静脉滴注，每日 1 次。GIK 极化液（10％葡萄糖注射液 500ml、常规胰岛素 12U、10％氯化钾注射液 10ml），静脉滴注，每日 1 次。维生素 C，每次 5～10g，以 5％葡萄糖注射液 500～1 000ml 稀释，静脉滴注，每日 1 次。

4. 快速性心律失常的治疗

（1）房性期前收缩：维拉帕米，每次 15mg，每日 3 次，口服；频发时可用胺碘酮，每次 200mg，每日 3 次，口服。

（2）室性期前收缩：美西律，每次 0.1～0.2g，每日 3 次，口服；频发或多源性室性期前收缩，病情危重时可用利多卡因，每次 100mg，以 0.9％氯化钠注射液 20ml 稀释，由真菲氏管口推注入静脉，若无效 10 分钟后再推注 1 次，期前收缩控制后，利多卡因，每次 100mg，以 5％葡萄糖注射液 250～500ml 稀释，以 1～2mg/ml 的浓度静脉滴注，维持 1～2 天。

（3）阵发性室上性心动过速：维拉帕米，每次 5～10mg，以注射用水 5ml 稀释，缓慢静脉推注，必要时，30 分钟后如法重复静脉推注 1 次。毛花苷 C，每次 0.4mg，以 10％～25％葡萄糖注射液 20ml 稀释，缓慢静脉推注，必要时，30 分钟后如法重复静脉推注 1 次。

（4）阵发性室性心动过速：利多卡因，每次100mg，以5％葡萄糖注射液20ml稀释，缓慢静脉推注，1小时内不超过300mg。或苯妥英钠250mg，以注射用水10ml稀释，缓慢静脉推注。若病情危重，血压降低，及时进行同步电复律。

（5）尖端扭转型室性心动过速：异丙肾上腺素，每次0.5mg，以5％葡萄糖注射液500ml稀释，静脉滴注；25％硫酸镁注射液，每次20ml，以10％葡萄糖注射液100ml稀释，静脉滴注（20～25滴/分）。必要时24小时内如法重复1～2次上述治疗。

（6）心房扑动或心房颤动：毛花苷C，每次0.4mg，以25％葡萄糖注射液20ml稀释，缓慢静脉推注，若病情危重，已有血流动力学变化，可进行同步电复律。

（7）心室扑动或心室颤动：速行非同步电除颤，后按心搏呼吸骤停予以心肺脑复苏处理。

5. 缓慢性心律失常的治疗

（1）窦性心动过缓：阿托品，每次0.5～1mg，直接缓慢静脉推注。心率低于40次/分、出现阿-斯综合征时，迅速进行心脏导管起搏。

（2）Ⅱ度或Ⅲ度房室传导阻滞：Ⅰ度房室传导阻滞不用治疗，密切观察心电图变化。Ⅱ度或Ⅲ度房室传导阻滞可给予肾上腺皮质激素，如地塞米松，每次2～10mg，直接静脉推注或口服；或阿托品，每次 1～2mg，直接缓慢静脉推注。若病情危重，已出现阿-斯综合征，迅速进行心脏导管起搏。

6. 对症治疗。

第三章　推进剂皮肤黏膜和
　　　眼睛损伤

常用液体推进剂偏二甲基肼为碱性、四氧化二氮和硝酸为酸性，具有强烈的腐蚀性，接触皮肤黏膜或溅入眼睛内，导致皮肤黏膜和眼睛损伤，特别是化学性烧伤。

一、推进剂皮肤黏膜化学性烧伤

（一）推进剂皮肤黏膜化学性烧伤
的临床表现

1. 推进剂皮肤黏膜化学性烧伤特点：主要表现与热烧伤类似。轻者局部红、肿、刺激性疼痛，形成水疱、红斑糜烂；重者局部形成表浅或较深的痂皮，皮肤黏膜、软组织坏死。若累及神经血管可出现肢体感觉运动丧失。

（1）四氧化二氮和硝酸皮肤黏膜化学性烧伤，皮肤黏膜呈黄色，属酸性化学性烧伤，其Ⅱ度痂皮的硬度类似Ⅲ度焦痂。肼类推进剂皮肤黏膜化学性烧伤属碱性化学性烧伤。

（2）化学性烧伤深度不易判断，推进剂与组织发生反应后，组织蛋白变性、脂肪皂化，形成持续性烧伤，使损伤愈来愈深，可达深部肌肉、神经、血管和骨骼。

（3）化学性烧伤一般面积小，多在手足颜面等裸露部位。

（4）化学性烧伤皮肤黏膜的同时，因皮肤黏膜吸收，还可引起全身中毒。

2. 推进剂皮肤黏膜化学性烧伤面积估算：以烧伤占体表总面积百分比计，多用中国九分法：

（1）头颈占 9%，其中颈前、后各占 1%。

（2）双上肢占 18%，其中上臂伸、曲侧各占 2%，前臂伸、曲侧各占 1.5%，手掌面和背面各占 1%。

（3）躯干占 27%，其中前、后侧各占 13%，会阴占 1%。

（4）双臀占 5%。

（5）双下肢占 41%，其中大腿伸、曲侧各占 5%，小腿伸、曲侧各占 3.5%，足的背、底面各占 1.75%。

3. 推进剂皮肤黏膜化学性烧伤深度估算：采用三度四分法。

（1）Ⅰ度（红斑）：伤及皮肤表皮层（角质层、

透明层、颗粒层、棘状层），生发层健在，表现为局部红斑、轻度红肿，无水疱，疼痛伴热感觉过敏，皮肤温度微升，2～3天症状消退，3～5天痊愈，脱屑，无瘢痕形成。

（2）浅Ⅱ度（大水疱）：伤及真皮浅层，甚至真皮乳头层，水疱较大，去表皮后创面湿润，创底艳红、水肿，并有红色颗粒或脉络状血管网。剧痛、感觉过敏、皮肤温度升高，创面若无感染，1～2周痊愈，无瘢痕形成，有色素沉着。

（3）深Ⅱ度（小水疱）：伤及真皮深层，表皮下积薄液，水疱可有可无，去表皮后创面微湿或红白相间，有时可见红色小点或网状血管枝栓塞，水肿明显、感觉迟钝、局部温度略低，一般3～4周痊愈，遗留瘢痕。

（4）Ⅲ度：伤及皮肤全层、皮下脂肪，甚至肌肉、骨骼，创面苍白或焦黄炭化、干燥、皮革样，大多可见粗大栓塞的静脉枝。疼痛消失，局部发凉，3～4周焦痂脱落，需植皮后愈合，遗留瘢痕、畸形。

皮肤黏膜化学性烧伤的深度判断较难，一般认为痂皮柔软烧伤较浅、韧如皮革烧伤较重，色浅较轻、色深较重；脱水、痂皮内陷，多为Ⅲ度。偏二甲基肼化学性烧伤属碱性化学性烧伤，多在Ⅱ度以上，焦痂软、疼痛剧烈。

（二）推进剂皮肤黏膜化学性
烧伤的诊断

1. 病史：推进剂接触史。

2. 临床表现：上述推进剂皮肤黏膜化学性烧伤的临床表现。

3. 根据化学性烧伤深度、面积、部位，估计烧伤程度。

（1）轻度化学性烧伤：总面积在 10% 以下的 Ⅱ 度以下烧伤。

（2）中度化学性烧伤：总面积为 11%～30%，或Ⅲ度烧伤在 10%以下。

（3）重度化学性烧伤：总面积为 31%～50%，或Ⅲ度烧伤为 10%～20%，伴并发症或年老体弱。

（4）特重化学性烧伤：总面积在 50%以上，或Ⅲ度烧伤在 20%以上。

（5）伴推进剂中毒，不论化学性烧伤面积，均作为严重患者救治。

（6）伴呼吸道损伤，不论化学性烧伤面积，均作为严重患者救治。

（三）推进剂皮肤黏膜化学性
烧伤的治疗

1. 迅速脱离染毒区，脱去污染衣物，清水冲洗创面 20～30 分钟。

2. 及早抗毒治疗。

3. 进行全面体检，除判断化学性烧伤的推进剂类别、化学性烧伤面积和深度外，还要观察有无中毒症状，继续抗毒治疗。若有吸入性呼吸道损伤，及时开放气道、解除呼吸道梗阻。

4. 进行全面监护。

5. 对症治疗，酌情镇静、止痛、补液、抗休克治疗。

6. 彻底清理创面、剪去水疱、清除坏死组织。深度创面应立即或在患者全身情况稳定后早期进行削、切痂植皮。

二、推进剂眼睛损伤

（一）推进剂眼睛化学性烧伤

1. 推进剂眼睛化学性烧伤的临床表现

（1）眼睑化学性烧伤

轻度：眼睑充血、水肿、水疱。

重度：深及睑肌、睑板，形成溃疡，愈后出现瘢痕性睑外翻、睑裂闭合不全。

（2）化学性结膜炎、角膜炎：双眼不适、眼痛、视物模糊、畏光、流泪，结膜充血、水肿，荧光素角膜染色阳性、角膜实质层不受影响。

（3）眼球化学性烧伤：角膜、结膜坏死，角膜混浊、溃疡、穿孔。损伤眼球内部时，有前房积脓、白内障形成。

轻度：角膜实质层浅层水肿。

中度：角膜实质层浅层水肿混浊。

重度：巩膜坏死，角膜瓷白混浊或坏死穿孔。

2. 推进剂眼睛化学性烧伤的诊断

（1）病史：推进剂蒸气或液滴溅落眼睛内史。

（2）临床表现：可分三期。

急性期：烧伤后 7 天。

早期修复期：烧伤后 8 天～3 周。

晚期修复期：烧伤后超过 3 周。

3. 推进剂眼睛化学性烧伤的治疗

（1）急救。

①迅速脱离染毒区。

②立即用清水或生理盐水冲洗结膜囊 15 分钟以上。

③有条件时，可在清水冲洗后，使用中和液冲洗。四氧化二氮和硝酸等推进剂化学性烧伤，用 2%～3% 碳酸氢钠溶液冲洗；肼类推进剂化学性烧伤，用 3% 硼酸溶液冲洗；其他碱性推进剂化学性烧伤，还可用稀释后的维生素 C 注射液 0.5～1.0ml 结膜下注射。

④球结膜切开。

⑤前房穿刺。

（2）防止虹膜后粘连。

①生理盐水冲洗结膜囊，每日 3 次。

②玻璃棒分离结膜囊，每日 2～3 次。

③必要时进行黏膜移植。

（3）止痛。

（4）防治睑球粘连。

①生理盐水冲洗眼球结膜囊，每日 3 次。

②玻璃棒分离结膜囊，每日 2～3 次。

③必要时进行黏膜移植。

（5）防治感染：应用抗生素滴眼液滴眼，必要时全身抗感染治疗。

（6）应用肾上腺皮质激素。

（7）应用维生素 C：降低角膜溃疡和穿孔发生率，促进组织愈合。

（8）应用肝素：降低角膜溃疡和穿孔的发生率。

（9）手术：严重眼睑畸形，实施手术治疗。

（二）推进剂中毒性白内障

长期接触三硝基甲苯导致慢性中毒，三硝基甲苯通过全身作用或局部作用，引起晶状体病变，形成白内障。

1. 推进剂中毒性白内障的临床表现

与一般白内障相同，视力降低、视野缩小、暗适应功能减退，继而视力降低甚至丧失。晶状体混浊，晶状体周边出现环形暗影，中央部瞳孔区出现盘状混浊（裂隙灯下为大小不等的棕黄色小点聚集而成）。

2. 推进剂中毒性白内障的诊断

（1）病史。

（2）临床表现。

（3）眼科检查。

3. 推进剂中毒性白内障的治疗

（1）脱离接触三硝基甲苯。

（2）请眼科治疗。

第四章　肼类推进剂损伤

肼类推进剂暴露于空气中时，可闻到强烈氨样或鱼腥样臭味，并出现鼻咽部呛辣感、咳嗽、流涕、呼吸困难等呼吸道刺激症状，若迅速脱离染毒区，症状立即缓解。肼类推进剂若接触皮肤黏膜或溅入眼睛内，可引起皮肤黏膜烧灼感、刺痒感或眼睛刺痛、眼睑痉挛。肼类推进剂经皮肤黏膜吸收，可引起急性中毒。

一、肼类推进剂损伤的临床表现

（一）肼类推进剂急性中毒的临床表现

1. 肼类推进剂各系统急性中毒的临床表现

（1）神经系统：头痛、眩晕、言语不清、乏力、精神萎靡、表情淡漠、失眠或嗜睡、四肢麻木、定向力丧失、共济失调、木僵、强直-阵发性痉挛、癫痫样大发作、昏迷、四肢腱反射亢进、病理征阳性。

（2）消化系统：流涎、恶心、呕吐、食欲不振、腹痛。并发中毒性肝病时可伴腹胀、黄疸、肝脏肿大、肝区疼痛及压痛、肝功异常，血胆红素含量升高、尿胆红素阳性。

（3）呼吸系统：咽喉炎、支气管炎、中毒性肺炎、肺水肿。

（4）循环系统：心动过速、低血压、心力衰竭。

（5）泌尿系统：少尿、红细胞尿、管型尿、无尿、急性肾功能衰竭。

（6）血液系统：①急性溶血症状：寒战、发热、全身不适、肾区疼痛、血红蛋白尿。②溶血性贫血症状：头昏、心悸、耳鸣、发绀、胸闷、恶心、呕吐、烦躁不安、意识障碍、心律失常、惊厥、休克、昏迷、呼吸抑制。③高铁血红蛋白血症、红细胞赫氏小体等症状：发绀、头痛、胸闷、心悸、意识障碍。

（7）代谢紊乱：代谢性酸中毒、血糖升高，尿糖、尿酮阳性。

（8）发热：急性中毒导致代谢紊乱，并发感染引起发热。

（9）眼睛：视力模糊、畏光、瞳孔扩大。

2. 肼类推进剂急性中毒的发展过程

（1）痉挛前期：流涎、恶心、呕吐、头痛、头晕、心悸、乏力、表情淡漠、发绀、呼吸困难。

（2）痉挛期：恐惧、躁动不安、肌张力增加、肌肉震颤、四肢抽搐、阵发性痉挛、全身强直性痉挛（口吐白沫、牙关紧闭、口唇和甲床发绀、眼球突出、瞳孔扩大、角弓反张、神志不清、大小便失禁、呼吸系统和循环系统功能衰竭）。

（3）痉挛后期：上述肼类推进剂各系统急性中毒的临床表现持续存在。

3. 肼类推进剂急性中毒的分度

（1）轻度中毒：眼睛、皮肤、呼吸道等刺激症状，头晕、头痛、步态不稳、不安等中毒症状。

（2）中度中毒：上述症状加重，并出现躁动、抽搐或痉挛、间歇期意识障碍可恢复、表情淡漠。

（3）重度中毒：上述症状加重，并出现阵发性全身痉挛、间歇期呈嗜睡或浅昏迷状态。

（4）极重度中毒：强直-阵发性痉挛、角弓反张、牙关紧闭、神志不清、大小便失禁，痉挛反复发作，进入癫痫状态，昏迷不醒，出现脑水肿。

（二）肼类推进剂皮肤黏膜化学性烧伤的临床表现

肼类推进剂接触皮肤黏膜，导致局部化学性烧伤，出现红斑、水疱、坏死、溃疡等。

（三） 肼类推进剂眼睛化学性 烧伤的临床表现

肼类推进剂溅入眼睛内导致化学性烧伤，引起结膜炎、角膜炎、虹膜睫状体炎，严重时形成角膜溃疡、角膜穿孔、失明。

二、肼类推进剂急性中毒的诊断

1. 病史：肼类推进剂接触史、中毒史。

2. 临床表现：上述肼类推进剂急性中毒的临床表现。

3. 辅助检查：血液中肼类推进剂含量测定、中毒性肝病各项指标检查。

三、肼类推进剂急性中毒的急救

急救原则：中止肼类推进剂继续进入体内、促进肼类推进剂排泄、应用肼类推进剂抗毒药物、对症治疗等。

1. 迅速脱离肼类推进剂染毒区，转移到空气新鲜处。

2. 立即脱去肼类推进剂污染衣物，用清水冲洗染毒部位 20 分钟以上。

小面积皮肤染毒的洗消处理：

（1）偏二甲基肼染毒：迅速沾去液滴，用 2.5％碘酒反复擦洗，直至碘酒不褪色。

（2）肼染毒：迅速沾去液滴，立即用 30％乙酸丙酮的二丙酮醇溶液（30％乙酰丙酮、70％二丙酮醇）反复擦洗 5 分钟，再用清水反复冲洗。

（3）甲基肼染毒：迅速沾去液滴，立即用 15％乙酸丙酮的酒精溶液反复擦洗 5 分钟，再用清水反复冲洗。若无 15％乙酸丙酮的酒精溶液，可用 95％酒精或 30％乙酰丙酮的二丙酮醇溶液擦洗。

3. 眼睛接触高浓度肼类推进剂蒸气或溅入肼类推进剂液滴，立即用清水、生理盐水或 3％硼酸溶液冲洗眼结膜囊 15 分钟以上。

4. 误服肼类推进剂，立即催吐，用 0.1％高锰酸钾溶液反复洗胃，直至洗出液不褪色。

四、肼类推进剂急性
中毒的治疗

1. 应用肼类推进剂抗毒药物

（1）偏二甲基肼或甲基肼急性中毒：维生素 B_6，每次 1～5g，以 5％葡萄糖注射液 20ml 稀释，缓慢静脉推注；若病情重、发展快、痉挛不止，可

如法重复静脉推注1~2g；然后改为静脉滴注，每0.5~1小时静脉滴注0.5g，直到痉挛停止，24小时最大量10g。中毒次日改为每次50~100mg，每日3次，肌内注射或口服，数日后酌情减量或停药。

（2）肼急性中毒：首选丙酮基丙酮，染毒5分钟内口服丙酮基丙酮溶液（调制后应避光保存，有效期半年），体重50kg以下口服80ml、体重50~60kg口服100ml、体重超过60kg口服110ml，一次给予足量。随后维生素 B_6，首次1~2g，以5%葡萄糖注射液20ml稀释，缓慢静脉推注，24小时最大量10g，中毒次日改为肌内注射或口服，每次50~100mg，每日3次，数日后酌情减量或停药。

2. 控制痉挛

偏二甲基肼或甲基肼急性中毒，应用维生素 B_6 仍不能控制痉挛时，可应用下列药物。

（1）地西泮，每次10~40mg，或咪达唑仑，每次5~15mg，肌内注射或直接静脉推注，必要时可如法重复肌内注射或直接静脉推注。

（2）苯巴比妥钠，每次0.2g，肌内注射，必要时可如法重复肌内注射，直到痉挛停止。

（3）异戊巴比妥钠，每次0.3g，肌内注射，每日3次；或在严密呼吸监测下，异戊巴比妥钠每次1g，以0.9%氯化钠注射液10ml稀释，缓慢静脉推注，必要时如法重复静脉推注，直到痉挛停止。

（4）人工冬眠或亚冬眠疗法，冬眠合剂Ⅰ号（5％葡萄糖注射液 250ml、氯丙嗪 50mg、哌替啶 100mg、异丙嗪 50mg），静脉滴注，可重复静脉滴注，直到痉挛停止。

3. 促进肼类推进剂排泄

（1）输液：5％～10％葡萄糖注射液或 5％葡萄糖氯化钠注射液，静脉滴注。根据尿量情况，每日静脉滴注 3 000～4 000ml。

（2）利尿：呋塞米，每次 20～40mg，直接静脉推注，每日 2～3 次；依他尼酸钠，每次 25～50mg，以 10％葡萄糖注射液 40ml 稀释，缓慢静脉推注，每日 2～3 次；20％甘露醇或 25％山梨醇注射液，每次 250ml，快速静脉滴注，每 6～8 小时 1 次。

利尿时密切注意心肺功能，心功能不全或可疑肺水肿、脑水肿、肾功能不全时，应慎重利尿；利尿过程中注意维持水、电解质平衡，及时检测电解质浓度，防止和纠正水、电解质紊乱。

4. 防治肺水肿

见第二章。

5. 防治脑水肿

见第二章。

6. 防治溶血

甲基肼急性中毒时应及早防治溶血。

（1）应用肾上腺皮质激素抑制溶血反应：地塞米松，每次 10～20mg，直接静脉推注，每日 3 次；甲泼尼龙，每次 1g，肌内注射，每日 1 次；氢化可的松，每次 200～400mg，以 5％葡萄糖注射液 500ml 稀释，静脉滴注，每日 2～3 次。根据病情连用 3 天左右。

（2）碱化尿液保护肾脏：碳酸氢钠，每次 0.5～1g，每日 3 次，口服；或 5％碳酸氢钠注射液 250ml，静脉滴注，每日 2 次。

（3）利尿：早期应用甘露醇、呋塞米、依他尼酸钠，防止急性肾功能衰竭。

（4）血液净化：早期进行换血治疗，已发生急性肾衰时进行血液透析。

（5）输血：若血红蛋白明显降低，静脉滴注新鲜全血或红细胞悬液。

7. 高铁血红蛋白血症的治疗

（1）高铁血红蛋白在 10％以下。

维生素 C，每次 2～3g，以 10％葡萄糖注射液 500ml 稀释，静脉滴注，每日 2～3 次。

（2）高铁血红蛋白达 20％以上。

①1％亚甲蓝注射液，每次 5～10ml（1～2mg/kg），以 25％葡萄糖注射液 20～40ml 稀释，缓慢

静脉推注，必要时，1小时后如法重复静脉推注1次。

②4％甲苯胺蓝注射液，每次10mg/kg，缓慢静脉推注，每3～4小时1次，共2～3次。

③0.2％硫堇注射液，每次10ml，肌内注射或直接静脉推注，每30分钟1次。

8. 保护肝脏功能

（1）葡醛内酯，每次0.4g，以10％葡萄糖注射液500ml稀释，静脉滴注，每日1～2次；或每次0.1～0.2g，每日3次，口服。

（2）维生素C，每次1～2g，以10％葡萄糖注射液500ml稀释，静脉滴注，每日2～3次。

9. 纠正代谢性酸中毒

（1）维生素 B_6，静脉推注。

（2）适量碳酸氢钠口服液，口服。

（3）碳酸氢钠注射液，静脉滴注。

10. 对症治疗。

五、肼类推进剂皮肤黏膜化学性烧伤的治疗

按皮肤黏膜化学性烧伤原则进行治疗，见第三章。

六、肼类推进剂眼睛化学性
烧伤的治疗

按眼睛碱性化学性烧伤原则进行治疗，见第三章。

第五章　氮氧化物和硝酸
急性中毒

一、氮氧化物和硝酸急性
中毒的分级

1. 轻度中毒

症状：胸闷、咳嗽、咳痰，轻度头晕、头痛、乏力、心悸、恶心。

体征：两肺弥漫性干啰音。

辅助检查：胸部 X 片显示肺纹理增强或肺纹理边缘模糊，血气分析显示动脉血氧分压（PaO_2）正常或低于 $10\sim20mmHg$。

2. 中度中毒

症状：呼吸困难、胸闷、胸部紧迫感、咳嗽、头晕、头痛、乏力、心悸、恶心。

体征：咳黄色痰或带血性痰，轻度发绀，两肺弥漫性干湿啰音。

辅助检查：胸部 X 片显示肺野透明度降低，肺纹理增多、紊乱、模糊呈网状阴影，局部或散在点片状阴影，或相互融合成斑片状阴影，边缘模糊。吸入低浓度（低于50%）氧气，可维持动脉血氧分压（PaO_2）60mmHg。

3. 重度中毒

（1）急性肺水肿：呼吸窘迫、咳嗽、咳大量黄色或粉红色泡沫痰，呼吸困难、发绀。两肺弥漫性干湿啰音。胸部X片显示肺水肿表现，两肺布满密度较低、边缘模糊的斑片状阴影或大小不等的云絮状阴影，或相互融合成大片状阴影。吸入高浓度（高于50%）氧气，动脉血氧分压（PaO_2）仍低于60mmHg

（2）并发较严重气胸、纵隔气肿。

（3）窒息。

二、氮氧化物和硝酸急性中毒的临床表现

（一）急性肺水肿

见第二章。

（二）急性呼吸窘迫综合征

见第二章。

（三）迟发性阻塞性毛细支气管炎

氮氧化物和硝酸急性中毒性肺水肿恢复期后 2 周左右，或在氮氧化物和硝酸急性中毒仅有轻微症状或无症状 2 周后，突然咳嗽、胸闷、进行性呼吸困难。查体有发绀、两肺弥漫性干湿啰音、胸部 X 片显示两肺弥漫性粟粒状阴影。

（四）高铁血红蛋白血症

高铁血红蛋白（FeHb）达 10%～15%，皮肤黏膜出现无症状性发绀，以甲床、口唇、舌尖、耳郭等处明显；高铁血红蛋白（FeHb）达 30%，皮肤黏膜发绀明显呈蓝紫色，出现头胀、头痛、头晕、乏力、恶心、呕吐、胸痛、手指麻木、视物模糊；高铁血红蛋白（FeHb）达 50%，出现全身发绀、心慌、胸闷、呼吸、困难、心律失常、烦躁、抽搐、惊厥、昏迷、急性溶血反应、贫血、急性中毒性肝病、急性中毒性肾病；高铁血红蛋白（FeHb）达 70%，则有致死危险。

（五）其他局部损伤

1. 氮氧化物和硝酸皮肤黏膜化学性烧伤，痂皮呈黄色，剧烈疼痛，皮肤红肿、水疱、坏死、溃疡，继发感染，愈合后留下疤痕。

2. 氮氧化物和硝酸液滴或气体接触眼睛后，轻者眼睑皮肤、结膜红肿，角膜混浊、剧痛；重者角膜坏死、穿孔，甚至失明。

（六）慢性影响

长期接触氮氧化物和硝酸，除皮肤、眼睛、上呼吸道炎症外，还可有口腔溃疡、牙齿酸蚀、神经衰弱症状。

三、氮氧化物和硝酸急性中毒的诊断

1. 病史。氮氧化物和硝酸接触史、中毒史。

2. 临床表现。轻、中、重三级中毒症状和急性肺水肿表现。

3. 辅助检查

（1）常规化验：急性期或肺部感染时，白细胞总数、中性粒细胞升高，肺水肿时血液浓缩，血红蛋白进行性升高。

（2）血气分析：动脉血氧分压（PaO_2）降低，氧合指数（PaO_2/FiO_2）降低，根据数据可判断肺水肿的严重程度。机械通气呼气末正压通气（PEEP）和持续气道正压通气（CAPA）不低于 $5cmH_2O$ 的情况下，海拔不超过 1 000m 时 [超过

1000m 时，要校正为：$PaO_2/FiO_2 = (PaO_2/FiO_2) \times (所在地大气压/760)$]，轻度：$200mmHg < PaO_2/FiO_2 \leqslant 300mmHg$，中度：$100mmHg < PaO_2/FiO_2 \leqslant 200mmHg$，重度：$PaO_2/FiO_2 \leqslant 100mmHg$。

（3）胸部 X 片检查：肺纹理增多、紊乱，呈网状影或点片状影，或两肺满布密度低、边缘模糊的斑片、云絮影。

四、氮氧化物和硝酸急性中毒的急救

1. 迅速脱离氮氧化物和硝酸染毒区，转移到空气新鲜处。

2. 若可疑氮氧化物和硝酸吸入中毒，卧床休息、安静保暖，观察 24～72 小时。若明确氮氧化物和硝酸吸入中毒，根据病情，地塞米松，每次 10～20mg，肌内注射；吸氧，立即送医院救治。

3. 眼睛内溅入氮氧化物和硝酸，立即用清水冲洗 15 分钟以上，根据病情选择留观或请眼科治疗。

4. 皮肤黏膜接触氮氧化物和硝酸，立即脱去污染衣物，用清水冲洗染毒部位 15 分钟以上。

5. 误服氮氧化物和硝酸，立即口服弱碱性溶液，保护食管、胃黏膜，禁止洗胃、催吐和导泻。

五、氮氧化物和硝酸急性
中毒的治疗

1. 一般处理：留观人员加强护理，严格卧床休息、控制液体入量，观察 24～72 小时。

2. 急性肺水肿的治疗：见第二章。

3. 急性呼吸窘迫综合征的治疗：见第二章。

4. 高铁血红蛋白血症的治疗：见第四章。

5. 皮肤黏膜和眼睛化学性烧伤的治疗：见第三章。

6. 慢性中毒的治疗：主要是对症治疗，若症状明显，不适应接触低浓度氮氧化物和硝酸的作业人员，应调离工作岗位。

第六章　烃类推进剂中毒

一、烃类推进剂中毒的临床表现

（一）汽油中毒的临床表现

1. 汽油急性吸入性中毒的临床表现

发生于未采取任何防护措施而进入油库、油罐、油槽车内清理或修理时。中毒分三级：

（1）轻度中毒：头晕、头痛、酒醉态、步态不稳、除眼睛、呼吸道等刺激症状外，还有眼睛、舌、手指等细微震颤、共济失调等中毒症状。

（2）重度中毒：谵妄、昏迷、四肢抽搐、惊厥（脑水肿、颈项强直）、中枢性高热，面色潮红、发绀，呼吸浅快、脉搏和血压波动。

（3）极重度中毒：突然意识丧夫、反射性呼吸停止。

2. 汽油急性吸入性肺炎的临床表现

汽油大量进入呼吸道后，出现窒息性呛咳、咳血性痰、胸闷、胸痛，然后出现高热、寒战、呼吸困难、发绀。多发生于右下肺，胸部 X 线片显示肺渗出性高密度阴影，白细胞总数升高。

3. 汽油急性误服性中毒的临床表现

口腔、咽部、胸骨后烧灼感，恶心、呕吐、腹痛、腹泻，严重时呕吐物或大便带血。或合并急性吸入性中毒、急性吸入性肺炎、急性中毒性肝病、急性中毒性肾病。

4. 汽油慢性中毒的临床表现

（1）神经衰弱症状：头晕、失眠、记忆力降低，眼睛、舌、手指等震颤。

（2）多发性神经炎：四肢麻木、皮肤温度低，袜套型感觉障碍。

（3）汽油性癔症：兴奋与抑制交替、哭笑、功能性失音、癫痫样抽搐。

（4）中毒性脑病：表情淡漠、幻视幻听、妄想、恐惧、反应迟钝、步态不稳、共济失调。

（5）其他：内分泌变化、性功能紊乱、嗅觉障碍、结膜炎、支气管炎。

5. 汽油皮肤黏膜损伤的临床表现

皮肤黏膜干燥、皲裂、湿疹、毛囊炎、急性皮炎、外耳道炎、鼓膜炎。

（二）煤油中毒的临床表现

1. 煤油急性吸入性中毒的临床表现

眼睛、呼吸道等刺激症状；中枢神经系统症状，先兴奋后抑制，如头晕、乏力、恍惚、幻觉、躁狂、肌肉震颤、共济失调、意识模糊、昏迷等。

2. 煤油急性吸入性肺炎的临床表现

煤油刺激性比汽油强，吸入数分钟至数小时后，出现急性渗出性出血性支气管炎。表现为发热、胸痛、咳嗽、咳血痰、发绀、呼吸困难，两肺弥漫性干湿啰音，胸部 X 片显示右下肺大片实质性阴影。

3. 煤油急性误服性中毒的临床表现

口腔、咽部、胃肠道等刺激症状，或合并急性吸入性肺炎、急性吸入性中毒，出现心律失常、肝大、肾脏损伤，甚至出现呼吸系统、循环系统功能衰竭或肝肾功能衰竭。

4. 煤油慢性中毒的临床表现

神经衰弱症状，眼睛、呼吸道等刺激症状。

5. 煤油皮肤黏膜损伤的临床表现

皮肤黏膜干燥、皲裂、接触性皮炎、增生性毛囊炎、外耳道炎、鼓膜炎。

二、烃类推进剂中毒的诊断

1. 病史：有吸入烃类推进剂蒸气、沾染烃类推进剂液体、误服烃类推进剂史。

2. 临床表现：上述烃类推进剂中毒的临床表现。

3. 推进剂检测：呼出气体或呕吐物中检测出烃类推进剂。

4. 其他检查：胸部 X 片、肝肾功能等有改变。

三、烃类推进剂中毒的急救

1. 迅速脱离烃类推进剂染毒区，呼吸新鲜空气或吸氧，呼吸停止则立即进行人工呼吸。

2. 洗消

（1）眼睛内溅入烃类推进剂，用清水冲洗 10 分钟以上后，用 2% 碳酸氢钠溶液冲洗。

（2）皮肤黏膜接触烃类推进剂，立即脱去污染衣物，用肥皂水冲洗染毒部位。

（3）误服烃类推进剂，用食用性植物油或 2% 碳酸氢钠溶液洗胃，直到洗出液无烃类推进剂气味。

3. 加强昏迷患者的护理，防止呕吐物误吸。

4. 立即送医院救治。

四、烃类推进剂中毒的治疗

1. 呼吸系统症状的治疗

（1）维持呼吸道通畅，吸痰、吸氧。

（2）呼吸抑制时用呼吸兴奋剂。

（3）必要时气管插管进行机械呼吸。

（4）防治肺部感染，选用广谱抗生素。

（5）发生吸入性肺炎时，可静脉注射或口服地塞米松或泼尼松，剂量为临床一般用量。

（6）防治肺水肿，见第二章。

2. 心功能不全的治疗

应用洋地黄类强心剂，毛花苷 C，每次 0.4mg，以 25% 葡萄糖注射液 20ml 稀释，缓慢静脉推注，必要时间隔 30 分钟如法重复静脉推注。

3. 中枢神经系统症状的治疗

（1）兴奋不安，地西泮，每次 10～20mg，口服或肌内注射，每日 3 次。

（2）惊厥，地西泮，每次 10～30mg，直接静脉推注，每日 3 次；或巴比妥钠，每次 0.2～0.4g，肌内注射，每日 3 次。注射时注意观察呼吸变化，出现呼吸抑制时立即停止注射。

4. 急性误服性中毒的治疗

未经急救洗胃，服用食用性植物油；用 2% 碳酸氢钠溶液洗胃后，服用牛奶或蛋清。

5. 保护肝脏功能

(1) 加强营养，高蛋白、高碳水化合物、低脂饮食。

(2) 补充维生素 C、维生素 B_1、维生素 B_2、维生素 B_{12} 等。

(3) 葡醛内酯，每次 0.1～0.2g，静脉滴注或口服，每日 2～3 次。

6. 慢性中毒的治疗

(1) 神经衰弱症：对症治疗。

(2) 精神分裂症：请精神病科治疗。

7. 五官损伤的治疗

(1) 眼睛：2% 碳酸氢钠溶液洗眼，请眼科治疗。

(2) 外耳道炎：3% 酚甘油滴耳。

第七章　胺类推进剂中毒

一、胺类推进剂中毒的临床表现

（一）二甲苯胺中毒的临床表现

二甲苯胺沸点较高，不易挥发，主要通过皮肤黏膜吸收中毒或误服中毒。

1. 二甲苯胺急性中毒，出现高铁血红蛋白血症，见第五章。

2. 二甲苯胺慢性中毒，主要出现神经衰弱症状，如头晕、头痛、乏力、失眠、记忆力降低等，以及贫血、肝脾肿大、红细胞赫氏小体、接触性皮炎。

（二）二乙撑三胺中毒的临床表现

主要由呼吸道吸入二乙撑三胺中毒，出现眼睛、呼吸道等刺激症状，甚至出现支气管哮喘；皮肤黏膜沾染二乙撑三胺，出现瘙痒、红肿、水疱。

（三）三乙胺中毒的临床表现

主要由呼吸道吸入三乙胺中毒，但毒性低，出现眼睛、呼吸道等刺激症状；三乙胺液体溅入眼睛内，可导致眼睛严重化学性烧伤、角膜水肿或糜烂；皮肤黏膜沾染三乙胺，出现红斑、水疱。

二、胺类推进剂中毒的诊断

1. 病史：胺类推进剂接触史、中毒史。

2. 临床表现：上述胺类推进剂中毒的临床表现，二甲苯胺中毒口唇、指端可见特殊发绀。

3. 诊断试验：疑为二乙撑三胺过敏，应作斑贴实验或皮内注射实验。

4. 辅助检查：二甲苯胺中毒血红蛋白升高，红细胞出现赫氏小体，肝肾功能异常。

三、胺类推进剂中毒的急救

1. 迅速脱离胺类推进剂染毒区，转移到空气新鲜处，必要时吸氧。

2. 眼睛内溅入胺类推进剂，用清水冲洗 15 分钟以上后，用 2％碳酸氢钠溶液冲洗。

3. 皮肤黏膜接触胺类推进剂，立即脱去污染衣物，用肥皂水和清水彻底清洗染毒部位。

4. 误服二甲苯胺，用1％醋酸溶液或食用醋稀释后洗胃。

5. 密切观察病情变化，及时对症治疗。

四、胺类推进剂中毒的治疗

（一）二甲苯胺中毒的治疗

1. 高铁血红蛋白血症

见第四章。

2. 急性溶血

见第四章。

3. 溶血性贫血

（1）新鲜全血，每次 200～400ml，静脉滴注，每日 1 次。

（2）泼尼松，每次 30～40mg，口服，每日 3 次。

4. 肝脏损伤

见第二章。

（二）二乙撑三胺中毒的治疗

1. 哮喘发作。吸氧、沙丁胺醇喷雾吸入；若无效，0.1％肾上腺素，每次 0.5ml，皮下注射，立即；或地塞米松每次 5～10mg 或氢化可的松每次 100mg，以 5％葡萄糖注射液 250ml 稀释，静脉滴注，必要时。

2. 眼睛、皮肤黏膜等刺激症状。用 3％硼酸溶液冲洗后对症治疗。

3. 过敏性皮炎。局部涂抹对症药物或请皮肤科治疗。

（三）三乙胺中毒的治疗

1. 眼睛、呼吸道等刺激症状。一般在脱离三乙胺染毒区后即可缓解，然后对症治疗。

2. 三乙胺溅入眼睛内。用 3％硼酸溶液冲洗后对症治疗。

第八章 三硝基甲苯中毒

一、三硝基甲苯中毒的
临床表现

三硝基甲苯以长期接触，通过皮肤黏膜吸收引起慢性中毒多见；一次性摄入大剂量三硝基甲苯，可导致急性中毒。

（一）一般症状

一次性接触高浓度三硝基甲苯粉尘，短期内可引起头晕、头痛、恶心、呕吐、腹痛、发绀等；长期接触三硝基甲苯，可引起神经衰弱症状。

（二）高铁血红蛋白血症

见第五章。

（三）中毒性肝病

吸入或误服中毒剂量的三硝基甲苯，可发生中毒性肝病。出现恶心、呕吐、乏力、食欲不振、嗜睡、黄疸、肝大、压痛、肝功能异常，甚至出现肝功能衰竭。长期慢性肝损害，可致肝硬化。

（四）血液系统病变

三硝基甲苯中毒引起血液还原性谷胱甘肽减少，红细胞破裂、溶血。三硝基甲苯代谢中间产物使红细胞的珠蛋白巯基变性，形成赫氏小体（Heinz）。急性溶血可出现发热、寒战、肾区疼痛、血红蛋白尿。严重中毒可出现红细胞、白细胞、血小板、全血细胞减少，再生障碍性贫血。

（五）心脏损伤

长期接触三硝基甲苯，可引起心悸、气短、心动过速或过缓、血压降低、心界向左扩大、心前区收缩期杂音，心肌酶谱异常，心电图显示低电压、Q-T间期延长、ST段降低、T波低平或倒置。

（六）肾脏损伤

长期接触三硝基甲苯，可引起水钠潴留、蛋白尿；急性溶血时，可引起血红蛋白性肾病、肾功能衰竭。

（七）皮肤黏膜损伤

皮肤黏膜接触三硝基甲苯，可引起接触性皮

炎、三硝基面容（口唇、耳郭发绀，颜面苍白）。短期接触高浓度三硝基甲苯，可引起口腔、鼻腔、眼睛等刺激性症状；长期接触三硝基甲苯，可引起慢性结膜炎、慢性鼻炎、慢性咽炎。

（八）中毒性白内障

轻者晶状体有点状混浊，继而晶状体周边出现环状暗影；重者中央瞳孔区出现盘状混浊，视力降低，周边视野不同程度缩小，以红色视野收缩明显，暗适应功能减退，视物模糊，最后视力丧失。

二、三硝基甲苯中毒的诊断

1. 病史：三硝基甲苯接触史、中毒史。

2. 临床表现：三硝基甲苯急性中毒表现为一般症状、高铁血红蛋白血症和中毒性肝病；三硝基甲苯慢性中毒表现为神经衰弱、血液系统改变、心脏损伤、肾脏损伤、皮肤黏膜损伤和中毒性白内障。

3. 辅助检查：高铁血红蛋白升高，溶血性贫血和再生障碍性贫血的血液学改变，中毒性肝病各项化验指标的改变。

三、三硝基甲苯中毒的治疗

1. 迅速脱离三硝基甲苯染毒区，转移到空气新鲜处，必要时吸氧。

2. 立即脱去污染衣物，用酒精或肥皂水擦洗染毒部位后，用清水冲洗。

3. 高铁血红蛋白血症的治疗：见第四章。

4. 中毒性肝病的治疗：见第二章。

5. 中毒性白内障的治疗：请眼科治疗。

6. 其他对症治疗。

第九章 其他推进剂中毒

一、液氧中毒

（一）液氧中毒的临床表现

1. 肺型症状：主要吸入 1～2 个大气压的氧气，相当于吸入氧浓度 40%～60%。初觉胸骨后不适、轻咳，继之刺激性症状愈来愈明显、咳嗽加剧、呼吸困难，严重时可窒息、肺水肿。

2. 脑型（神经型）症状：主要吸入 2～3 个大气压的氧气，相当于吸入氧浓度 80% 以上。

临床上可出现三期变化。

（1）前驱期：恶心、呕吐、耳鸣、目眩、心慌、呼吸困难、大汗、面色苍白、幻想幻听，口唇、眼睑、面部、手指、足趾等小肌群挛缩。吸入氧气的大气压愈高，症状发作愈快。

（2）痉挛期：发作时先大叫一声，旋即意识不清、全身强直型痉挛、大小便失禁，数分钟停止，痉挛反复发作。

（3）晚期：嗜睡、昏迷，深呼吸、循环衰竭、死亡。

若吸入 3 个大气压以上的氧气，在几分钟内便可发生抽搐、昏迷、死亡。

（二）液氧中毒的诊断

1. 病史：较长时间吸入 40% 以上氧浓度的氧气或吸入 2～3 个大气压的氧气（氧浓度 80% 以上）史。

2. 临床表现：上述液氧中毒的临床表现。

3. 辅助检查：血气分析，动脉血氧分压（PaO_2）＞40kPa（300mmHg）。

（三）液氧中毒的治疗

1. 迅速脱离高压氧环境，加强通风，保持呼吸道通畅。

2. 安静休息，兴奋不安时应用镇静药物。

3. 惊厥时应用抗惊厥药物，如地西泮、苯巴比妥钠等。

4. 维生素 C，每次 5～10g，以 10% 葡萄糖注射液 500ml 稀释，静脉滴注，每日 2～3 次。

5. 控制液体入量，防治肺水肿。

6. 防治肺部继发性感染，适当应用抗生素。

二、乙醇中毒

（一）乙醇中毒的临床表现

眼睛、呼吸道等刺激症状，面红、胸闷、乏力、恶心、兴奋呈酒醉态等中毒症状。若中毒较重，分以下三期。

1. 兴奋期：自觉欣快、精神体力充沛、行为天真、喜怒无常，有时则寂静入睡。

2. 共济失调期：兴奋消失、身体无法平衡、语无伦次、精神错乱。

3. 昏迷期：昏睡、面色苍白、皮肤湿冷、口唇绀紫、瞳孔散大、呼吸慢、脉细数、血压降低、昏迷，超过 12 小时有死亡危险。

（二）乙醇中毒的诊断

1. 病史：高浓度乙醇蒸气吸入史或大量饮酒史。

2. 临床表现：呼气有乙醇味和上述乙醇中毒的临床表现。

3. 毒物检测:血中乙醇浓度检测超过 21mmol/L，血中乙醇浓度检测超过 54mmol/L 时可致死。

（三）乙醇中毒的急救

1. 乙醇吸入中毒。迅速脱离乙醇染毒区，呼吸新鲜空气，症状可逐渐消失。

2. 乙醇口服中毒。插胃管吸空胃内容物，用2％碳酸氢钠溶液洗胃。

3. 适量饮用或胃管注入浓茶或咖啡，卧床休息。

（四）乙醇中毒的治疗

首选纳洛酮。纳洛酮是乙醇中毒的特异解毒剂。用法：首次 $0.4\sim0.8mg$，以5％葡萄糖注射液20ml稀释，缓慢静脉推注，必要时1小时后如法重复静脉推注0.4mg。再按以下三期治疗：

1. 兴奋期：适量饮用或胃管注入浓茶或咖啡后观察病情变化，轻者无须进一步治疗。

2. 共济失调期：大脑皮层兴奋剂，安纳咖，每次 $0.25\sim0.5g$，肌内注射，每日 $2\sim3$ 次；或哌甲酯，每次 $10\sim20mg$，肌内注射，每日 $2\sim3$ 次。慎用中枢神经抑制剂，如地西泮、氯丙嗪；忌用巴比妥类药物。

3. 昏迷期

（1）呼吸表浅缓慢。吸氧，呼吸中枢兴奋剂，保持呼吸道通畅，必要时气管插管进行机械呼吸。

（2）脑水肿颅内压升高。地塞米松，每次10～20mg，直接静脉推注；20%甘露醇注射液，每次250ml，快速静脉滴注。每6～8小时1次。

（3）高渗葡萄糖，50%葡萄糖注射液，每次100ml，静脉滴注，每日1次；GIK极化液（10%葡萄糖注射液500ml，常规胰岛素12U、10%氯化钾注射液10ml），静脉滴注，每日1次；维生素B_6每次100mg和维生素C每次1～2g，以5%葡萄糖注射液500ml稀释，静脉滴注，每日1次；维生素B_1，每次50mg，肌内注射，每日2次。

（4）维持水、电解质和酸碱平衡，其他对症治疗。

（5）乙醇中毒剂量大、症状严重，经以上治疗未见缓解，考虑进行血液透析。

三、过氧化氢中毒

过氧化氢中毒主要在于皮肤黏膜的强烈刺激和腐蚀。

（一）过氧化氢中毒的临床表现

1. 皮肤损伤

过氧化氢接触皮肤，皮肤和毛发被漂白，皮肤瘙痒、刺痛，表皮起疱，导致接触性皮炎。过氧化氢损伤指尖、甲床，则疼痛剧烈难忍。

2. 眼睛损伤

过氧化氢蒸气刺激眼睛，引起流泪、刺痛等症状；液态过氧化氢导致结膜炎和角膜溃疡、坏死、穿孔。

3. 呼吸道损伤

吸入过氧化氢引起呼吸道刺激症状，长期吸入过氧化氢导致慢性支气管炎。

4. 消化道损伤

误服过氧化氢导致上消化道黏膜坏死、溃疡、出血、穿孔，合并纵隔气肿、脓肿，口腔、咽部、胸骨后、上腹等疼痛，恶心、呕吐、呕吐血性泡沫物。

（二）过氧化氢中毒的诊断

1. 病史：过氧化氢接触史、中毒史。

2. 临床表现：上述过氧化氢中毒的临床表现。

（三）过氧化氢中毒的急救

1. 过氧化氢蒸气引起的眼睛刺激症状在脱离接触后迅速消失，不需特殊处理。

2. 皮肤黏膜接触或眼睛内溅入过氧化氢后，立即用清水冲洗，或用 2% 碳酸氢钠溶液冲洗，只要冲洗及时，可不发生损伤。

（四）过氧化氢中毒的治疗

1. 皮肤黏膜过氧化氢腐蚀，治疗原则为止痛、防止继发感染、促进伤口早期愈合。

2. 过氧化氢导致的眼结膜炎，用 2% 碳酸氢钠溶液冲洗后，用抗生素眼药水滴眼，防止继发感染。过氧化氢导致的角膜损伤、虹膜睫状体炎，请眼科治疗。

3. 呼吸道损伤和消化道损伤对症治疗。

四、高氯酸铵中毒

（一）高氯酸铵中毒的临床表现

高氯酸铵粉末可引起皮肤、眼睛、呼吸道等刺激症状，引起皮肤接触性皮炎，引起眼睛流泪、疼痛、结膜红肿、角膜化学性烧伤，引起咽痛、咳嗽、恶心、呕吐。高氯酸铵进入消化道，则导致口腔、消化道黏膜化学性烧伤。胸部 X 片显示广泛肺间质纤维化，肺功能测定显示肺通气功能和弥散功能障碍。

（二）高氯酸铵中毒的诊断

1. 病史：高氯酸铵接触史、中毒史。

2. 临床表现：上述高氯酸铵中毒的临床表现。

（三）高氯酸铵中毒的治疗

1. 高氯酸铵粉末溅入眼睛内或接触皮肤，立即用清水彻底冲洗后，用2％碳酸氢钠溶液冲洗眼结膜，用5％碳酸氢钠溶液擦洗皮肤。

2. 吸入高氯酸铵粉末，用2％碳酸氢钠溶液擦洗鼻腔、漱口。

3. 误服高氯酸铵，用2％碳酸氢钠溶液洗胃后，服用氢氧化铝凝胶。

4. 角膜损伤，请眼科治疗。

五、环三亚甲基三硝胺和环四亚甲基四硝胺中毒

（一）环三亚甲基三硝胺和环四亚甲基四硝胺中毒的临床表现

1. 吸入环三亚甲基三硝胺和环四亚甲基四硝胺粉末急性中毒，呈癫痫样发作。

（1）惊厥发作前，无预兆，或先有易激动、烦躁不安和失眠。

（2）惊厥发作时，呈全身性强直-阵挛性抽搐，与癫痫大发作相同。

（3）惊厥发作后，有短暂性遗忘症和疲乏无力，最后可完全恢复健康。

2. 误服环三亚甲基三硝胺和环四亚甲基四硝胺中毒，在1小时内，呈癫痫样发作。

（1）惊厥发作前，有头晕、恶心、呕吐、流涎、多汗。

（2）长期接触史，可见接触性皮炎，好发于面部和眼睑。

（3）辅助检查：可有心肌酶谱（ALT、AST、CPK、LDH）升高。

（二）环三亚甲基三硝胺和环四亚甲基四硝胺中毒的诊断

1. 病史：环三亚甲基三硝胺和环四亚甲基四硝胺吸入或误服史。

2. 临床表现特点：上述环三亚甲基三硝胺和环四亚甲基四硝胺中毒的临床表现。

（三）环三亚甲基三硝胺和环四亚甲基四硝胺中毒的治疗

1. 吸入环三亚甲基三硝胺和环四亚甲基四硝胺粉末中毒：迅速脱离环三亚甲基三硝胺和环四亚甲基四硝胺染毒区，呼吸新鲜空气，必要时吸氧。

2. 误服环三亚甲基三硝胺和环四亚甲基四硝

胺中毒：2%～5%碳酸氢钠溶液充分洗胃后，口服硫酸镁 20～30g 导泻。

3. 抗惊厥治疗：地西泮，每次 10～20mg，直接静脉推注，必要时如法重复静脉推注，24 小时总量 100mg；咪达唑仑，每次 5～15mg，直接静脉推注，必要时如法重复静脉推注；苯巴比妥，每次 0.1～0.2g，肌内注射，必要时如法重复肌内注射。以上用药，直到惊厥停止。

4. 防治脑水肿：见第二章。

5. 保护心脏、肝脏、肾脏等重要脏器。

6. 对症治疗。

第十章　推进剂冻伤

低温推进剂除易燃易爆、污染环境、吸入易窒息中毒外，还有低温对人体的冻伤作用。

一、推进剂冻伤的临床特点

低温推进剂沸点低，导热快（液体导热为空气的 25 倍），压缩在容器内时压力大，当其喷洒在皮肤表面时，导致局部组织温度迅速降至冰点以下而发生冻结性冻伤。冻伤多为由浅入深的单向进展，与暴露在冷空气或冷水浸泡所导致躯体或四肢受冷不同，与同等强度的相对慢速冻结比较，其损伤程度较轻。而且，低温推进剂在常温常压下，易迅速转化为气体，吸入呼吸道接触黏膜，可穿透细胞膜，引起组织炎性水肿、充血、坏死。所以，低温推进剂导致皮肤较大面积冻伤和化学性烧伤的同时，常伴吸入性冻伤或吸入性化学性肺炎。

二、推进剂冻伤的诊断

根据临床表现和病史，常用四度分类法。

Ⅰ度冻伤：伤及表皮层。复温后皮肤充血、肿胀，有灼热感、刺痛感，皮肤鲜红、紫红或花斑样。一般1周左右可痊愈。

Ⅱ度冻伤：伤及真皮层。典型症状为较大水疱，疱液为透明浆液、橙黄，疱底鲜红；痛觉敏感，局部肿胀充血。一般1～2周内痊愈。

Ⅲ度冻伤：伤及皮肤全层、皮下组织。特征是冻伤组织坏死。表现为有壁较厚的血性水疱，水肿严重，有渗出；皮肤紫红、发绀或青紫，皮肤温度低；疼痛难忍，若继发感染，患者有发烧和其他全身症状；组织坏死形成干痂，痂皮脱落后露出肉芽组织，可有表面溃疡，愈合后形成瘢痕。

Ⅳ度冻伤：伤及肌肉、骨骼在内的全层组织。冻伤部位皮肤紫蓝或青灰，无水疱或有少量小血疱，疱底污秽，皮肤温度低，痛觉触觉均消失，2～6周后，冻伤组织变黑变干，呈干性坏疽，最终脱落形成残端。若继发感染，则形成湿性坏疽或气性坏疽，危及生命。

轻度冻伤包括Ⅰ度、Ⅱ度冻伤，重度冻伤包括Ⅲ度、Ⅳ度冻伤，而重度冻伤周围伴轻度冻伤。冻伤初期，尤其是处于冻结状态时，难以分辨轻度或重度冻伤，常根据冻伤融化后局部出现的红、肿、热、痛、水疱等症状和伤情进展进行诊断，若无法确定诊断，均应暂按重度冻伤处理。

三、推进剂冻伤的急救

1. 迅速脱离接触低温推进剂，采取保暖措施，立即用 38℃～43℃ 温水对冻伤局部快速复温 30～40 分钟，直到皮肤呈潮红色。复温晚时则冻伤加重，复温时注意保持水温，避免明火直接加热容器后烫伤；对不宜浸泡的部位如耳鼻面部等，可用温水淋浴或湿敷复温；严禁拍打、冷水浸泡、雪搓、火烤等直接加温局部复温；若疼痛明显，酌情应用镇痛剂。

2. 低温推进剂造成局部冻伤和化学性烧伤双重创伤，应及时有效清除冻伤和化学性烧伤部位残留的低温推进剂，用清水或生理盐水彻底清洗创面，动作要轻柔，防止继发性局部损伤。

3. 冻伤部位一旦融化，一定要防止再次冻伤，而冻伤-融化-再冻伤是灾难性损伤。冻伤后还要防止融化了的肢体行走或持重。

四、推进剂冻伤的局部治疗

1. 局部处理：轻度冻伤可敷 741 冻伤膏（1%呋喃西林霜）或 2%新霉素霜、5%磺胺嘧啶锌霜等，每日 1～2 次，连用 6～10 天。重度冻伤可用 40℃ 1%氯乙定溶液浸泡，每日 1～2 次，每次 30 分钟，连用 7 天；也可用度灭芬、新洁尔灭等。浸泡后再敷 741 冻伤膏或 724 冻伤膏。

2. 水疱处理：较小水疱可不处理，较大水疱可在局部消毒后抽出疱液或引流。较薄而无感染的痂皮不必过早地去除，任其自然脱落；较厚的痂皮或痂下积脓，应及时切除，可用 1%氯乙定溶液浸泡软化溶痂，防止痂皮压迫影响其下组织修复。鉴于冻伤程度的不一致、不均一性，冻伤坏死组织的切除或截肢应尽可能晚期实施，尽可能多地保留有生机的组织。有湿性坏疽或气性坏疽的组织，则尽早切除。

五、推进剂冻伤的全身治疗

1. 及早应用低分子右旋糖酐，每次 500 毫升，静脉滴注，每日 1 次，连用 1～2 周。

2. 应用链激酶、尿激酶、蝮蛇抗栓酶溶栓，改善血液淤滞；应用肝素、纤溶酶抗凝；应用山莨菪碱、妥拉唑啉改善微循环，解除动脉痉挛。

3. 根据冻伤面积计算补液方案，并吸氧、保持呼吸道通畅、强心。

4. 纠正水、电解质紊乱。

5. 注射破伤风抗毒血清。

6. 全身抗感染治疗。

7. 由于冻伤-融化-再冻伤的损伤过程与缺血再灌注损伤相类似，针对血管内皮细胞损伤、脂质过氧化、自由基高表达等，用维生素 E、维生素 C 等保护血管壁，用阿司匹林抑制血小板聚集。

8. 有下列情况之一，应手术治疗：湿性坏疽伴感染、Ⅲ度或Ⅳ度冻伤分界线明显、坏死组织脱落骨组织暴露已干枯坏死。手术原则：化脓性感染，宜切开引流，减少气性坏疽机会；坏死组织分界线明显，宜先作坏死组织切除，减少感染机会；冻伤除伴发严重感染如气性坏疽外，严禁早期截肢。

9. 置患者在 22℃ 房间，穿宽松干燥衣服，高热量富营养饮食。抬高患肢，病情转好时协助早期功能锻炼。

10. 防治吸入性肺炎和肺水肿，若出现窒息、昏迷等症状要优先处理，及时抢救。

第十一章　推进剂急性中毒救治案例剖析

一、救治案例之一

某型号卫星在进行模拟电测时，肼类推进剂泄露引起卫星起火燃烧，现场人员发生烧伤和燃气中毒，经现场急救后，患者 26 人次日转入北京航天总医院，经治疗预后较好。

（一）临床资料

1. 一般情况

本组患者男性 20 人、女性 6 人，年龄20～54岁，均无有害工种工作史，既往有乙肝病史 4 人，在事故现场停留时间为 3～6 分钟；其中 4 人（男性 2 人、女性 2 人）为烧伤患者，8 人为较轻微外伤患者，在现场已做过紧急外科处理。

2. 临床表现

（1）全部患者 26 人有眼睛、呼吸道等刺激症状，以及乏力、头晕、恶心等中毒症状。其中，眼涩、流泪 20 人，咳嗽 13 人，痰中带血 2 人，恶心 8 人，乏力 16 人，心慌 1 人，头晕、失眠 14 人，上腹痛、腹胀 1 人。

（2）烧伤患者 4 人均有疼痛感，无发热、无创面感染；其中，面部Ⅰ度烧伤 3 人，双手Ⅰ度烧伤 4 人，双足浅Ⅱ度烧伤 3 人；烧伤面积 3% ～ 5%。

（3）较轻微外伤患者 8 人主要为暴露部位的皮肤擦伤。

（4）本组患者未出现肺水肿、昏迷等重度中毒症状。

3. 辅助检查

（1）血常规。白细胞升高（11.5 ～ 23.6）× 10^9 个/L 5 人，中性粒细胞升高（0.72 ～ 0.82）× 10^9 个/L 7 人。

（2）尿、便常规。均正常。

（3）血生化。电解质、血糖、肾功能均正常；谷丙转氨酶升高（47.8 ～ 234U/L）16 人；心肌酶谱异常 10 人，主要为 AST、CK、LDH 异常。

（4）肝炎病毒。HBsAg 阳性 6 人，HCVAb 阳性 1 人。

（5）心电图。均大致正常。

（6）胸部正、侧位 X 片（部分患者为床旁胸片）。心肺无异常改变。

（7）腹部 B 超。胆囊炎、肾结石各 1 人。

4. 诊断

经北京市职业病诊断小组会诊，诊断为肼类推进剂急性燃气中毒。

5. 救治

本组患者在现场已进行了急救处理，入院后对所有患者应用维生素 B_6 解毒，应用 GIK 极化液改善心肌代谢，应用葡醛内酯保护肝脏功能，应用广谱抗生素抗感染等。有眼部症状患者应用氯霉素、利福平眼药水点眼，失眠患者应用地西泮 $1\sim2mg$ 睡前口服。此后，化验发现有肝功能异常患者加强保护肝脏功能治疗，如应用护肝片、联苯双酯、芸芝肝素等；心肌酶异常患者应用 ATP、辅酶 A、复方丹参等营养心肌。谷丙转氨酶在 $20\sim76$ 天恢复正常，心肌酶在 $20\sim30$ 天恢复正常。抗感染应用头孢拉定，每次 $2\sim3g$，以 5% 葡萄糖注射液 500ml 稀释，静脉滴注，每日 2 次，连用 10 天左右改为口服抗生素，烧伤者注意病房环境消毒。

烧伤患者 4 人的手、足均有烧伤，为方便输液均做了深静脉穿刺，维持水、电解质平衡，加强支持治疗。创面处理采用暴露疗法，给予美宝烧伤膏涂抹，Ⅰ度烧伤均在两周内痊愈；浅Ⅱ度烧伤配合应用碘附、红霉素软膏、双黄膏处理创面，均未发生感染，在 1 个月后恢复，未留瘢痕，未影响肢体功能；只有 1 例患者左足跟外侧创面出现创伤性湿疹,不愈合,应用过氧化氢溶液冲洗、新洁尔灭浸泡后,创面渐恢复,亦未留下瘢痕。

(二)救治体会

1. 事故现场起火,肼类推进剂燃烧产生的有害气体首先刺激呼吸道,可引起短暂缺氧;有害物质亦可通过呼吸道吸收,经血液循环分布于体内,在组织内进行代谢,并在不同组织中暂时或长久蓄积,从而对人体各个系统产生一定的损伤。本组患者仅有轻微的上呼吸道刺激症状,且很快缓解,考虑是在现场停留时间较短有关。但肝功能异常患者占61%、心肌酶异常患者占39%,入院后3天达高峰,经治疗1个月后恢复正常。说明这些有害气体对肝脏、心肌有直接损伤,肾脏、血液等系统无变化,因未随访,未知是否有迟发性改变。本组患者未发现心律失常、心电图异常等心血管系统的损伤。

2. 烧伤患者4人谷丙转氨酶异常较其他患者明显,恢复亦较慢,考虑是创面吸收肼类推进剂,增加了肼类推进剂进入人体的量,以致加重中毒。烧伤程度以足部为重,因足部的尼龙袜燃烧加重了烧伤。

3. 本组患者半数以上出现头晕、失眠等症状,但恢复较好,无后遗症。不考虑为推进剂引起的神经系统损伤，主要为突发事故对精神的刺激所致，加之轻度缺氧，适当给予镇静药、吸氧即可缓解。

4. 出现类似事故，对患者首先抗毒治疗，后考虑心脏、肝脏的损伤，着重保护心脏功能、肝脏功能，并辅以中医治疗。

5. 加强现场急救，如对创面的紧急处理，应用清水或生理盐水冲洗 15 分钟以上，以减少肼类推进剂的吸收；及时全身淋浴、更换衣物，以减少肼类推进剂进一步进入人体。对有症状患者，给予输液或多饮水，加强肼类推进剂排泄，减轻有害物质对人体的侵害。

6. 进入工作环境的作业人员应避免穿化纤类织物，统一穿防护衣，将损伤减轻到最低限度。

二、救治案例之二

1996 年 2 月 15 日凌晨 3 时，四川省某试验基地，某型号火箭落地爆炸，爆炸地点在距参试人员宿舍楼 100 米处的半山腰，巨大的冲击波，以及泄露的大量氮氧化物、偏二甲基肼及其混合燃气，造成 29 人外伤和中毒。他们多为自行留在宿舍和附近人员、现场参与组织和救护人员，均无特殊保护，吸入氮氧化物、偏二甲基肼及其混合燃气的时间为数小时至 24 小时。

（一）现场处置

1. 现场有效处置

爆炸事故发生后，医疗救护队立即进行现场救护。对吸入氮氧化物、偏二甲基肼及其混合燃气人员发放预防性药物，如维生素 B_6、葡醛内酯、地塞米松；对已出现中毒症状或外伤患者进行现场抢救和对症治疗。经送基地医院补充救治后，分别送北京航天总医院、上海航天局医院进行后续救治。

2. 及时进行体检

为了做到早发现、早诊断、早治疗，对 204 余名参试人员进行了体检，包括问诊、内外科检查、血尿常规、肝肾功能、胸部 X 片、心电图等，筛查出 12 名参试人员进行观察和救治。

（二）住院救治

患者 26 人转入北京航天总医院（其余患者 3 人转入上海航天局医院），其中男性 21 例、女性 5 例，年龄 26～61 岁；分别是自行留在宿舍和附近的 11 人、现场参与组织和救护的 9 人、在爆炸地点周围的 6 人。

1. 主要症状和体征

全部患者 26 人有眼睛、呼吸道等刺激症状，以及乏力、头痛、头晕、恶心、呕吐等中毒症状；

3人肺部出现湿性啰音，1人一度出现抽搐、意识障碍、急性呼吸窘迫综合征，1人一度出现失血性休克；12人存在不同程度的擦伤、扭伤、撕裂伤、肌腱断裂、骨折等，多以头面部为主的复合性外伤。

2. 辅助检查

（1）常规检查26人。12人白细胞升高，20人中性粒细胞升高，血红蛋白和血小板均在正常范围内；重度中毒患者尿蛋白（＋＋）、RBC 1～3个/HP、WBC 2～4个/HP、便潜血（＋＋＋）；肾挫伤患者尿 WBC 0～3个/HP，余无异常；轻度中毒1人尿糖（＋＋），既往无糖尿病史。

（2）生化检查。肝功能检查25人，4人 ALT 升高，1人 TB 升高，1人 A/G 异常，HBsAg 均为阴性；血糖检查22人，9人升高，既往均无糖尿病史。

（3）心电图检查24人。13人异常，其中8人ST-T改变，2人心动过速，2人窦性心律不齐，1人不完全性右束支传导阻滞。

（4）胸部 X 线摄片检查26人。18人异常，其中9人肺纹理增粗紊乱，1人肺透明度降低，2人出现点片状阴影，4人出现小点片状阴影，1人出现大点片状阴影和粟粒状阴影。

（5）腹部 B 超检查26人。脂肪肝、肝小血管瘤、肝脾增大各 1 人。

3. 临床诊断

推进剂（氮氧化物、偏二甲基肼）吸入反应 9 人，推进剂（氮氧化物、偏二甲基肼）急性中毒 8 人（轻度 4 人、中度 3 人、重度 1 人）；冲击波导致外伤 12 人，3 人合并推进剂（氮氧化物、偏二甲基肼）急性中毒或推进剂（氮氧化物、偏二甲基肼）吸入反应。

4. 救治情况

根据病情，采取急救和对症治疗。对推进剂（氮氧化物、偏二甲基肼）急性中毒患者，主要采取早期、足量、短程应用地塞米松（每天总量10～80mg）防治肺水肿。应用维生素 B$_6$（每天总量5～10g）解毒治疗；在事故现场，根据不同病情应用亚甲蓝治疗，继续预防感染和对症治疗。

5. 转归

经过积极救治，患者 26 人均痊愈出院，推进剂（氮氧化物、偏二甲基肼）急性中度中毒患者住院 4～8 周，推进剂（氮氧化物、偏二甲基肼）急性重度中毒患者住院 11 周，中度外伤患者住院 8～9 周，重度外伤患者住院约 1 年，其余 13 例患者均在 3 周内出院。随诊未发现迟发性毛细支气管炎等中毒后遗症。说明及时合理的现场有效处置和对症治疗，可使患者尽早康复，这是重要的经验。

（三）损伤特点

本次爆炸事故对人员的危害来自推进剂和冲击波。推进剂主要是氮氧化物和偏二甲基肼。氮氧化物水溶性差，有一定的刺激性，主要作用于深呼吸道形成亚硝酸、硝酸，从而刺激和腐蚀肺泡上皮细胞和毛细血管壁，使其通透性升高，从而引起化学性肺炎甚至肺水肿等。偏二甲基肼主要抑制维生素B_6新陈代谢的酶系统，从而引起神经系统、消化系统中毒和损伤。

1. 呼吸系统损伤

患者出现不同程度呼吸系统刺激症状；双肺呼吸音增粗，可闻及湿性啰音；胸部 X 片显示肺纹理增粗、紊乱、透明度降低、点片状阴影甚至粟粒状阴影；外周血白细胞、中性粒细胞升高。多数患者出现支气管肺炎，少数患者出现急性肺水肿和急性呼吸窘迫综合征。通过合理吸氧，应用较大剂量肾上腺皮质激素抗化学性炎症、保护Ⅱ型肺上皮细胞、提高人体应激水平，采取对症治疗、预防弥漫性血管内凝血和应激性溃疡，效果显著，预后良好。

2. 消化系统损伤

患者除有恶心、呕吐等症状外，主要表现 ALT 和 AST 升高，ALT 升高的患者 HBsAg 均为阴性。经过保护肝脏功能和维生素 B_6 治疗后恢复正常。

3. 心血管系统损伤

心电图异常以 ST-T 改变为主，心肌酶谱中主要异常指标是 AST，其次是 CPK。为了比较 AST 与 CPK、ALT 的关系，将每人次化验结果进行配对资料的 X^2 检验。结果表明，AST 的升高与 CPK 的升高（共检验 37 人次），有显著意义（$P < 0.05$）；尤其与 ALT 的升高（共检验 58 人次），有强显著意义（$P < 0.01$）。

4. 代谢紊乱

检查 22 人血糖，9 人升高，既往无糖尿病史；检查尿糖 22 人，21 人呈阴性、1 人呈阳性。与偏二甲基肼急性中毒早期血糖升高、肝糖原降低、葡萄糖氧化受抑制有关，存在糖代谢障碍。至于明显的低碳酸血症和酸中毒，与肺损伤等因素有关。随着原发病的治疗，代谢紊乱也随之恢复正常。

5. 冲击波损伤

冲击波导致的外伤是该事故的重要损伤之一，主要是以裸露的头面部损伤为主的复合性外伤。此外，临床检查的主要异常指标与推进剂（氮氧化物、偏二甲基肼）急性中毒患者相一致，因此，不能忽视推进剂冲击波损伤。

（四）经验教训

1. 成功的建立并应用了一条生命救护线

事故现场就近设立医疗救护站、救护巡视车，争取了对患者的救治时间。基地医院进行全面检查和救治，控制了病情的发展。飞机护送至北京、上海，从物质、技术等方面最大限度地对患者采取及时救治。既抓住了早期救护，又重视了中间环节，最后确保了最好的治疗条件。因此，从整体上说，本次事故的救治是成功的。

2. 对参试人员进行监护

对参试人员进行呼吸、消化、循环、血液等系统的门诊观察，尤其是胸部 X 片和肝功能检查，时间不少于两周。经过全面体检、宣传教育、筛查患者，做到了早发现、早诊断、早治疗。本次事故未造成迟发性阻塞性毛细支气管炎的发生，未遗留后遗症。

3. 教训也非常深刻

一是参试人员普遍缺乏防护意识和自救互救能力。外伤人员多是自行留在宿舍和附近人员，参与现场组织和救护人员也缺乏自我保护意识，造成中毒。医护人员对冲击波损伤、液体推进剂中毒的知识和预防措施宣教力度不够。平时应使参试人员了解冲击波的危害，了解推进剂的特性、进入人体的方式、外科急救常识和中毒的防护等。二是现场救护人员组成不合理。应该包括职业病科医师、内外科医师和护士。三是未对意外事故现场推进剂污染水平进行监测。

三、救治案例之三

患者，男性，54 岁，已婚，航天工业总公司某厂检验处技术员。

（一）现病史

患者于 1990 年 7 月 12 日晚，穿防护服进入弹舱（体积约 3.5m³），发现一处有偏二甲基肼泄漏，为排除故障工作 1 小时，出舱后感乏力、厌食。13 日下午，患者再次穿防护服进入弹舱，检查四氧化二氮是否洗净，用布清擦 1 小时，出舱后感头晕、乏力、口干。休息后仍感乏力、胸闷，并出现气急、恶心、呕吐，随之出现抽搐、不省人事，倒于沙发上，立即送医务室吸氧，静脉推注 50% 葡萄糖注射液 40ml 加亚甲蓝注射液 4ml，静脉滴注 10% 葡萄糖注射液加维生素 B₆ 600mg、地塞米松 10mg、维生素 C 2g，静脉推注 5% 碳酸氢钠注射液 40ml、10% 葡萄糖酸钙注射液 10ml 后，转基地医院。到达基地医院时神志不清，立即进行抢救，持续吸氧，应用亚甲蓝、维生素 B_6、氯化钾。专家会诊诊断为推进剂急性吸入性化学性肺炎，经积极采取救治措施，症状逐渐缓解，病情基本稳定，于 1990 年 7 月 22 日转入北京航天总医院。入院时神志清楚，自感心悸、气短、咽干、头晕、乏力，余无明显不适。

（二）既往史

1970 年 4 月因消化道出血，诊断为胃溃疡、胃黏膜脱垂，并行胃次全切除手术；1972 年 4 月因腹壁切口疝行外科修补术。

（三）家族史

出生于四川，1955 年定居北京，偶吸烟饮酒。

（四）入院查体

体温 36.8℃，脉搏 96 次/分，呼吸 20 次/分，血压 14.7/9.33kPa（110/70mmHg）。发育正常，神志清楚，检查合作，消瘦，自动体位。皮肤巩膜无黄染，浅表淋巴结不肿大。头颅外形正常，瞳孔等大等圆，对光反射灵敏，咽部不充血，扁桃体无肿大。颈软，甲状腺不大，气管居中。胸廓两侧对称，心界不大，心率 96 次/分，心律齐，未闻及病理性杂音。肺叩诊清音，两肺呼吸音弱，未闻及干湿啰音。腹软，腹壁可见 10cm 手术瘢痕，肝脾未触及，全腹无压痛。脊柱四肢未见异常，生理反射正常，未引出病理反射。

（五）辅助检查

1. 血、尿常规检查：正常。

2. 肝功能检查：谷丙转氨酶 195U（金氏法正常值 130U）。

3. 胸部 X 片、肺功能检查：正常。

4. 脑电图、头颅 CT 扫描：正常。

5. 多相心功能仪：左心室肥厚。

6. 心电图：7 月 22 日，窦性心律、偶发结性期前收缩、不完全性右束支传导阻滞。

7. 超声心动图：7 月 27 日，轻度左室后负荷增加；9 月 3 日，心内结构未见明显异常。

8. 腹部 B 超：肝脏大小、形态未见明显异常，内部回声增强，分布欠均匀，胆道系统走行尚清，胆、脾、胰未见异常。

（六）入院诊断

推进剂（四氧化二氮、偏二甲基肼）急性中毒。

（七）救治经过

患者入院后，应用维生素 B_6、葡醛内酯、联苯双酯、ATP、辅酶 A、施尔康等，病情逐渐好转。肝功能恢复正常，心电图、超声心动图复查均正常，遂出院。

四、救治案例之四

患者，男性，58 岁，高工。

（一）现病史

1995 年 5 月 24 日 15 时许，某发射现场加注液体推进剂时，发生大量四氧化二氮泄漏，黄烟滚滚，患者在现场吸入氮氧化物后，出现呼吸困难、神志模糊、面色苍白，随后被抬离现场并及时吸氧，直接静脉推注地塞米松 20mg，雾化吸入（生理盐水 30ml＋地塞米松 30mg）10 余分钟后，患者意识清醒，症状缓解。17 时许，患者上发射塔堵漏约 10 分钟，因黄色烟雾较大，防护服密封不佳，患者再次吸入少量氮氧化物，下塔后感呼吸困难，现场持续吸氧，喉头喷雾，肌内注射庆大霉素、地西泮，患者症状好转。20 时许，患者不听劝阻，再次穿防护服上发射塔工作约 10 分钟，20 时 30

分，患者感胸闷、呼吸困难，随即送往基地医院，诊断为氮氧化物急性重度中毒。

（二）基地医院救治经过

入院查体：生命体征正常，神志清，口唇轻度发绀，双肺呼吸音稍粗，未闻及干湿啰音，心脏、腹部无异常。立即吸氧、大剂量地塞米松、维生素C雾化吸入、静脉推注亚甲蓝等治疗，患者病情无缓解，且进行性加重。21时55分，患者面色苍白，呼吸困难，呼吸急促，烦躁不安，频繁咳嗽、咳红色泡沫痰，口唇、甲床明显发绀，双肺闻及大量中、小水泡音。急查血常规WBC：$30.1 \times 10^9/L$。胸部X片显示双肺片絮状模糊阴影，提示中毒性肺炎、肺水肿。临床诊断：氮氧化物急性重度中毒，化学性肺炎、肺水肿。继续吸氧、雾化吸入、输血，应用先锋Ⅴ号和丁胺卡那预防感染。因患者大便潜血呈弱阳性，应用西咪替丁、云南白药、酚磺乙胺等对症治疗。当日地塞米松静脉推注70mg。患者25日凌晨2时许，病情逐渐好转。

5月25日，患者病情基本平稳，仍咳嗽、咳黄色痰，并时有呼吸困难发作，应用地塞米松、异丙嗪后好转。左下肺闻及湿啰音。WBC：$30.1 \times 10^9/L$，N：$0.96 \times 10^9/L$。胸部X片显示双肺布满片状边缘模糊阴影。用药：地塞米松30mg、先锋

Ⅴ号 6g、丁胺卡那 0.4g。

5月26日，患者病情平稳，感胸闷、气短、呼吸困难。左肺仍可闻及湿啰音。WBC：18×10^9/L，N：0.96×10^9/L。胸部X片显示左下肺较前清晰，右肺融合成大片阴影。用药：地塞米松 30mg、先锋Ⅴ号 6g、丁胺卡那 0.4g。

5月27日，患者症状减轻，感头晕、乏力、胸闷。心率 80 次/分，左下肺偶可闻及啰音。WBC：19×10^9/L，N：0.96×10^9/L。用药：地塞米松 30mg、先锋Ⅴ号 6g、丁胺卡那 0.4g。

5月28日，患者症状明显减轻，精神较好，自诉轻度头晕、胸闷，食欲恢复正常。查体：口唇无发绀，心率80次/分。左下肺未闻及啰音，右下肺可闻及中、小水泡音。WBC：14×10^9/L，N：0.92×10^9/L。胸部X片显示：比26日好转。用药：地塞米松 10mg、先锋Ⅴ号 6g、丁胺卡那 0.4g。

5月29日，患者症状明显减轻，主动要求出院。查体：右肺局限性湿啰音。WBC：10.4×10^9/L，N：0.82×10^9/L。用药：地塞米松 10mg、先锋Ⅴ号 6g、丁胺卡那 0.4g。

5月30日，患者病情明显好转，稍感乏力、头晕、气短、咳嗽、咳少量白色黏痰。查体：生命体征正常，呼吸平稳，无发绀，双肺呼吸音粗，未闻及啰音。WBC：$8.9 \times 10^9/L$。胸部 X 片显示两肺纹理仍粗，稍模糊，与 28 日比较明显好转。用药：地塞米松 5mg、先锋 V 号 6g、丁胺卡那 0.4g。

6 月 2 日返京途中，患者仍轻咳、头晕、乏力。用药：地塞米松 3mg、氨茶碱 0.3g，吸氧。

6 月 3 日转入北京航天总医院。

在航天总医院住院期间，患者出现细菌性痢疾和急性阑尾炎症状。经阑尾切除术、抗炎、对症治疗，患者于 8 月 4 日痊愈出院。

（三）讨　论

1. 关于诊断

四氧化二氮为双组元液体推进剂的氧化剂组成部分，它在空气中不稳定，易形成稳定的二氧化氮。患者在现场工作时，吸入了大量以二氧化氮为主的氮氧化物气体，引起化学性肺炎、肺水肿为主要表现的呼吸系统急性损伤。因此，根据国标《职业性急性氮氧化物中毒诊断标准及处理原则》，诊断为氮氧化物急性重度中毒。

2. 关于肾上腺皮质激素应用

肾上腺皮质激素具有广泛的生物活性，它对物质代谢、神经系统、循环系统、血液系统等均有作用，特别是它具有很强的抗炎作用，对各种（包括细菌性、化学性、机械性、过敏性）因素所引起的炎症反应，均有明显抑制作用。在急性炎症初期，肾上腺皮质激素对正常或损伤组织的毛细血管具有收缩作用，可使局部充血减轻；可保护毛细血管内皮细胞，降低毛细血管通透性；可影响中性粒细胞的游走和在炎症局部的积聚，并抑制其吞噬和加工处理抗原的功能，从而缓解炎症反应；可保护肺泡Ⅱ型细胞分泌表面活性物质，稳定溶酶体膜，阻止溶酶体释放，减少细胞自溶和坏死，提高细胞对缺氧的耐受性；缓解支气管痉挛，改善通气。在急性炎症的后期，肾上腺皮质激素可抑制毛细血管和成纤维细胞的增生，减少胶原的沉积，抑制肉芽组织的形成，防止肺纤维化，有助于保护肺功能。因此，肾上腺皮质激素是救治氮氧化物急性中毒的重要药物。

3. 关于治疗

氮氧化物急性中毒的救治关键是防止肺水肿，而早期、足量、短程应用肾上腺皮质激素（地塞米松）是关键之关键。患者在现场吸入大量氮氧化物，经过 6 小时的潜伏期后出现化学性肺炎和中毒性肺水肿，应用肾上腺皮质激素（地塞米松）救治。第一天 70mg，第二天 30mg，第三天 30mg，以后根据病情逐步减量，6 月 18 日起停用肾上腺皮质激素（地塞米松）。由于肾上腺皮质激素（地塞米松）应用及时，辅助氧疗和抗感染治疗，有效控制了中毒性肺水肿，并防止了迟发性阻塞性毛细支气管炎的发生。

4. 关于并发症

由于肾上腺皮质激素（地塞米松）对人体可产生多方面的作用，当临床应用其一种作用时，其他作用就成为副作用。若长期应用肾上腺皮质激素（地塞米松），人体防御机能降低，易并发葡萄球菌、革兰氏阴性杆菌和真菌感染；或使原有感染病灶扩大和播散。患者后期出现细菌性痢疾和急性阑尾炎症状，主要原因为患者本身体质较弱、病程较长、病情较重、肾上腺皮质激素（地塞米松）应用时间较长，导致人体免疫力、抵抗力降低所致。因此，在推进剂急性中毒病例的救治中，应用肾上腺皮质激素（地塞米松）病程较长时，应密切观察有无并发症发生，及早采取防治措施。

五、救治案例之五

患者，男性，28 岁，未婚，航天工业总公司某研究所技术员

（一）现病史

1996 年 2 月 15 日凌晨 2 时许，患者在某发射基地发射现场，因火箭发射后离地面约 2km 高空

发生意外爆炸，吸入推进剂（氮氧化物、偏二甲基肼）燃烧的化学烟雾。1 小时后，患者出现头晕、心悸、气短、胸痛、咳嗽、呕吐、头痛、晕厥和四肢抽搐。立即送往当地医院就诊，诊断为推进剂急性烟雾中毒，应用地塞米松 40mg、氨茶碱 0.25g、维生素 B_6 400mg 等药物静脉滴注。病情未见好转，晚 10 时出现呼吸困难，进行性加重，心悸亦较前加重，遂于 16 日乘专机转入北京航天总医院，途中两次出现严重呼吸困难、发绀，经对症治疗后症状有所减轻。入院初诊为推进剂（氮氧化物、偏二甲基肼）燃烧烟雾急性重度中毒、吸入性肺炎。患者入院后除上述症状外，还出现烦躁不安、失眠、乏力。

（二）既往史

既往体健，否认慢性咽炎、支气管炎、支气管哮喘史，无肝炎、结核病史，无外伤、手术史，无食物、药物过敏史。家族无特殊病史。

（三）入院查体

体温 37.5℃，脉搏 135 次/分，呼吸 60 次/分，血压 16/8kPa（120/60mmHg）。发育营养正常，急性重病容，神志清楚，自动体位，检查合作。呼吸急促，口唇、四肢末端明显发绀，烦躁不安。左侧面部皮肤有挫伤血斑，面积 $10 \times 3cm^2$。五官未见异常。颈软，甲状腺不大，气管居中，颈静脉无怒张。胸部呼吸运动较弱，呼吸窘迫，语颤正常。两肺叩诊呈清音，可闻及弥漫性湿啰音，以左肺明显。心界不大，心率 135 次/分，心律整齐，心音中等，无杂音，无心包摩擦音。腹平软，全腹无压痛，肝脾未触及，两侧肾区无叩击痛，肠鸣音正常，下肢无凹陷性水肿。神经系统检查无异常。

辅助检查：病程中曾出现白细胞升高、中性粒细胞升高、蛋白尿、肉眼或镜下血尿、大便潜血（＋＋＋）。病程中心肌酶谱和血清 ALT 曾一过性升高，血 K^+ 3.7mmol/L、Na^+ 134mmol/L、Cl^- 100mmol/L，肾功能基本正常，尿 β_2-MG 升高、并有波动。血气分析显示 pH 7.320，动脉血氧分压（PaO_2）5.33kPa（40mmHg）、二氧化碳分压（$PaCO_2$）3.47kPa（26mmHg）。胸部 X 片显示两肺广泛散在片状模糊阴影。

（四）入院诊断

根据患者高浓度推进剂烟雾吸入史，吸入后 1 小时发病，患者临床表现、胸部 X 片、血气分析结果，诊断为氮氧化物急性重度中毒，合并急性呼吸窘迫综合征。

（五）救治措施

1. 合理氧疗

积极纠正低氧血症，经气管插管、呼吸机进行机械呼吸，打断自主呼吸。机械呼吸方式 SIMV＋PEEP，潮气量 440ml，呼吸频率 20 次/分，呼气末正压（PEEP）9cmH$_2$O，吸入氧浓度（FiO$_2$）100％。机械呼吸后，患者自主呼吸频率很快，药物未能完全打断自主呼吸，患者极度烦躁、四肢挣扎，出现对抗情况，企图拔去气管插管，短时间内缺氧得不到改善，经反复多次应用镇静剂，经半剂量冬眠合剂Ⅰ号分两次应用后，患者方安然入睡。机械呼吸 1 小时后，动脉血氧分压（PaO$_2$）11.3kPa（85mmHg）、二氧化碳分压（PaCO$_2$）5.0kPa（37.7mmHg）、HCO$_3$$^-$ 22.5mmol/L，呼吸方式增加了 PSV6（压力为 6cmH$_2$O）。定时监测呼吸、心电图、血压、体温，每 2 小时监测血气分析、中心静脉压；每日复查尿常规、胸部 X 片；每日两次监测血小板、出凝血时间、3P 试验、凝血酶原时间和三管法测凝血时间。注意观察后期出现阻塞性毛细支气管炎，防止氧中毒与气压伤。

2. 减低毛细血管通透性，抗化学性炎症

应用肾上腺皮质激素，地塞米松，每天 40～60mg，分次直接静脉推注。肾上腺皮质激素（地

塞米松）早期、足量、短程应用，以减少中性粒细胞释放自由基引起的细胞损伤；可抑制脑垂体后叶抗利尿激素的分泌，促进利尿；可稳定溶酶体膜，增加人体应激能力。为预防应激性溃疡，通过胃管应用雷尼替丁，每次 0.15g，每日 2 次。为促进利尿，直接静脉推注呋塞米，每次 20mg，必要时如法重复静脉推注，每天最大量 100mg。控制液体入量，保持水、电解质和酸碱平衡，液体入量保持轻度负平衡，每天液体入量（包括胃管入量）不超过 3 600ml，一般静脉输液量 1 500～2 600ml。应用适量 1.1%～1.3% 氯化钠注射液和 5% 葡萄糖氯化钠注射液静脉滴注。病程早期未应用胶体液，插入导尿管准确记录尿量，保持酸碱平衡。

3. 预防弥散性血管内凝血

在监测凝血酶原时间、试管法凝血时间的情况下，应用肝素，首剂 5 000～10 000 单位，以 0.9% 氯化钠注射液 20ml 稀释，静脉推注；12 小时后，如法重复静脉推注 5 000 单位；以后视情况，如法重复静脉推注 5 000 单位，每日 2 次。注意观察出血倾向。

4. 保护心肾等主要脏器功能

应用 FDP、低分子右旋糖酐、多巴胺、毛花苷 C。注意监测心电图、尿常规、肾功能。

5. 预防感染

头孢呋辛，每次 1.5g，以 0.9％氯化钠注射液 100ml 稀释，静脉滴注，每6～8 小时 1 次。注意防治真菌感染。

6. 防治偏二甲基肼中毒

维生素 B_6，首剂 1～2g，以 5％葡萄糖注射液 20ml 稀释，缓慢静脉推注；然后，每次 0.5g，以 5％葡萄糖注射液 250ml 稀释，静脉滴注，每小时 1 次，24 小时总量不超过 2g；以后，每次 0.1g，每日 3 次，口服。并应用葡醛内酯等保护肝脏功能药物。

7. 支持疗法

保证足够的营养，鼻饲要素饮食。每日应用安素 1 700ml，每小时 70ml 均匀通过鼻饲管泵入；鼻饲面汤等流质饮食。应用适量白蛋白，静脉滴注。

（六）救治经过

入院吸氧 2 小时后，血氧饱和度（SaO_2）95％以上、动脉血氧分压（PaO_2）7.33kPa（85mmHg）以上，吸入氧浓度（FiO_2）每小时降低 5％～10％。自吸氧至 9 小时，吸入氧浓度（FiO_2）降低至 50％，血氧饱和度（SaO_2）95.6％，心率 136 次/分。机械呼吸治疗 13 小时，仍有躁动，呼吸 35 次/分，心率 120 次/分，血压正常，两肺啰音仍多，血氧饱和度（SaO_2）95％，吸入氧浓度（FiO_2）50％，中心静脉压（CVP）$8cmH_2O$。机械呼吸治疗 16 小时，患者两肺啰音明显减少，吸入氧浓度（FiO_2）40％，血氧饱和度（SaO_2）98％，动脉血氧分压（PaO_2）13.3kPa（99.7mmHg）；机械呼吸治疗 20 小时，患者病情平稳，无烦躁，动脉血氧分压（PaO_2）9.9kPa（74.7mmHg）有所波动，余与前无变化。机械呼吸治疗 28 小时，呼吸 30 次/分，心率 100～110 次/分，患者两肺仍有细小啰音，吸入氧浓度（FiO_2）40％～45％，血氧饱和度（SaO_2）95％～97％，动脉血氧分压（PaO_2）12.5kPa（94.1mmHg）、二氧化碳分压（$PaCO_2$）5.33kPa（40mmHg）、中心静脉压（CVP）$8cmH_2O$；机械呼吸治疗 30 小时，人机配合较好，患者病情稳定。机械呼吸治疗 33 小时，动脉血氧分压（PaO_2）维持较好，吸入氧浓度（FiO_2）38％，血氧饱和度（SaO_2）94％～98％，pH 7.42，机械呼吸潮气量减为400ml；但出现尿蛋白（＋＋＋），尿素氮（BUN）8.78mmol/L，肌肝（Cr）64.7mmol/L；应用白蛋白 30g/日和多巴胺、罂粟碱，曾一度出现黑便，大便潜血（＋＋＋），3P 试验（－）。机械呼吸治疗 40 小时，呼吸 36 次/分，体温 37.9℃，患者两肺啰音较前增多，但监测指标平稳，应用呋塞米

40mg 后，尿量 600ml，比重 1.010～1.020。机械呼吸治疗 52 小时，病情稳定，心率正常，呼吸 20 次/分，呼气末正压（PEEP）降至 8cmH₂O。

病程第三天，监测指标正常，血氧饱和度（SaO₂）92%～97%，肺部啰音消失，尿蛋白（++），移除导尿管后，血尿颜色减轻。病程第四天，呼吸方式同前，潮气量 400ml，机械呼吸压（PSV）6cmH₂O，吸：呼＝1∶2。维持原有治疗药物，地塞米松用量减至 30mg（以后逐渐减至每日 5mg），维生素 B₆ 用量减至 2g（以后逐渐减至每日 1.5g），停用多巴胺、罂粟碱和镇静剂，控制感染，促进肺水肿的恢复，改善肺血流量。头孢呋辛继续静脉滴注，为防止真菌感染，应用制霉菌素漱口，每次 1 片，溶解后漱口，每日 3 次。机械呼吸呼气末正压（PEEP）继续减至 7cmH₂O，呼吸频率减至 17 次/分，潮气量增至 420ml，机械呼吸压（PSV）升至 8cmH₂O，吸入氧浓度（FiO₂）30%。晚 10 时心电监护有窦性心动过缓，心率 48～55 次/分，考虑与应用冬眠合剂有关。病程第五天，停用冬眠合剂，吸入氧浓度（FiO₂）30%，动脉血氧分压（PaO₂）72.8～78.6mmHg，血氧饱和度（SaO₂）94.4%。2 次痰培养出现摩根氏菌生长，对头孢呋辛中度敏感，故又加用氨曲南 2.0g；2 次大便涂片革兰氏阴性杆菌 50%、阳性菌 20%，遂

加用整肠生，每次 0.5g，每日 3 次。病程第六天，机械呼吸吸氧浓度（FiO_2）30%、呼气末正压（PEEP）$7cmH_2O$、潮气量 420ml，机械呼吸压（PSV）$8cmH_2O$，其他监测指标无变化，病情平稳。病程第七天，病情已处于恢复阶段，胸部 X 片显示透光度正常，左上肺轻度感染征象也处于吸收期；尿蛋白（＋＋），考虑肾脏有缺氧性损伤，或由于血尿的关系，血尿则与导尿管损伤组织和使用肝素后延缓损伤的愈合有关，遂停用肝素，继续观察。病程中心肌酶谱升高可能系气压和缺氧对心肌产生的损伤所致，血清 ALT 升高与心肌缺氧有关，临床无中毒性肝病表现。

患者入院后经过积极治疗，病情恢复较快，机械呼吸后第九天上午拔管撤除呼吸机。按撤机程序拔管前清除气囊上方主气管分泌物，拔管后应用 2L/分的流量吸氧，吸入氧浓度（FiO_2）29%，血氧饱和度（SaO_2）99%。拔管后患者病情平稳，继续保持呼吸道通畅、监测各项生命指标。患者除感乏力、咳嗽外无其他不适，能讲话，无咽痛。地塞米松用药 6 周停药。尿常规异常也逐渐恢复。

患者撤机后第 6 周，感咽干不适，第 8 周讲话时咽部有异物感，喉镜检查显示声门下方、气管后壁两处有灰白色小息肉，大小约 $0.5cm^2$；考虑由于气管插管压迫损伤组织增生所致，给予保守治

疗，并动态观察，若继续增大时则考虑手术切除；经观察息肉逐渐缩小至消失，其他未留后遗症，患者住院 10 周痊愈出院。

出院诊断：氮氧化物急性重度中毒，合并急性呼吸窘迫综合征。

随访情况：出院后 4 个月，复查肝功能正常，复查胸部 X 片正常。

（七）讨　论

1. 氮氧化物急性重度中毒的诊断

患者有工作中吸入高浓度氮氧化物的职业史，结合发病经过，临床表现和胸部 X 片显示，排除其他疾病，依据职业性急性氮氧化物中毒国家诊断标准，确诊为氮氧化物急性重度中毒。由于患者病情进一步发展，并出现急性呼吸窘迫综合征，而患者既往体健，无慢性肺疾患史，有明确刺激性气体吸入史，在急性中毒性肺水肿的基础上出现进行性口唇、肢端明显发绀，呼吸窘迫，呼吸频率达 60 次/分，心率 135 次/分，继之双肺出现中小水泡音，在吸氧后动脉血氧分压（PaO_2）5.33kPa（40mmHg），胸部 X 片显示双肺散在片状模糊阴影，故诊断在急性中毒性肺水肿基础上出现急性呼吸窘迫综合征。

2. 氮氧化物急性重度中毒的治疗

患者吸入高浓度氮氧化物后，导致呼吸系统受到严重损伤，导致急性中毒性肺水肿，以致出现急性呼吸窘迫综合征。主要治疗原则：立即有效氧疗，及时机械呼吸，维持必要的氧合功能，保证足够的心脏排血量，以维持重要脏器功能；应用肾上腺皮质激素，改善毛细血管通透性；控制液体入量，一般先应用晶体液，后应用胶体液；应用抗生素防治感染；积极对症治疗，保证足够营养，加强护理；出现急性呼吸窘迫综合征，需采用呼气末正压（PEEP）机械呼吸，密切监测各项生命指标、血气分析、生化全项和肾功能。注意各脏器功能是否有损伤和凝血、纤溶指标，以便及时调整救治方案；应用组胺类受体拮抗剂，预防应激性溃疡；防止偏二甲基肼急性中毒，应用维生素 B_6、维生素 C 和保护肝脏药物。

3. 氮氧化物急性重度中毒的预后

氮氧化物急性重度中毒所致急性中毒性肺水肿，若能及时合理治疗，一般预后较好；由于毛细血管、肺泡壁受损较重，水肿液含蛋白质较多，若吸收不完全，可引起肺纤维化或瘢痕化。急性呼吸窘迫综合征的预后与抢救措施是否得当和诱发急性呼吸窘迫综合征的基础疾病能否及时治疗和有效控制有密切关系。急性呼吸窘迫综合征一般预后较

差，病死率高达 25％～60％。大多数存活患者，多不遗留肺功能慢性损伤；但因急性呼吸窘迫综合征修复后形成肺间质纤维化，在 40％肺功能异常患者中，20％显示阻塞性通气功能障碍（主要阻塞于小气道，多属可逆性），30％显示弥散量降低，25％显示运动时动脉血氧分压（PaO_2）降低。刺激性气体所致急性中毒性肺水肿和急性呼吸窘迫综合征，由于迅速脱离染毒区、及时救治，预后较好；能迅速缓解症状的患者，多能较快治愈。而患者由于救治及时、处理得当，恢复较快，治愈出院后随访 3 年未发现后遗症。

六、救治案例之六

患者，男性，32 岁。

（一）现病史

1996 年 2 月 15 日，患者在距火箭爆炸点 1 500 m 处，参与救护活动 14 小时，现场嗅到"鱼腥味"。当时未采取任何防护措施，亦无预防性治疗。16 日晚，患者无明显诱因出现寒战、发热，口服康泰克、阿司匹林，病情未见好转。17 日早晨，开始咳嗽、咳血丝痰，乏力、恶心、呕吐胃内容物 2 次。患者食欲不振、睡眠较差、大小便正

常。17日下午，由患者家属护送入住航天总医院。

（二）既往史

无呼吸系统、消化系统、神经系统等病史，无中毒史。吸烟11年、15支/日，偶饮酒，未去过疫区。

（三）入院查体

体温38℃，脉搏80次/分，呼吸20次/分，血压18/12kPa（135/90mmHg）。神志清楚，急性病容，面色黄暗，自动体位，呼吸较急促，口唇无发绀，眼结膜无充血，巩膜无黄染，咽部轻度充血，气管居中，无颈静脉怒张，心率80次/分，心音纯、节律齐。双肺呼吸音粗，肺底可闻及小水泡音，左侧较明显。腹部平软，肝、脾未触及，肝区无压痛。生理反射正常，病理反射未引出。

（四）辅助检查

外周血白细胞升高，尿、便常规和大便潜血试验未见异常。pH 7.335、动脉血氧分压（PaO_2）98.4mmHg、二氧化碳分压（$PaCO_2$）34.6mmHg、血氧饱和度（SaO_2）96.8%、BE 6.6mmol/L、HCO_3^- 17.9mmol/L。HBsAg（－）、抗 HAV-IgM（－）。肾功能、血糖、血电解质、心肌酶谱（除

AST 外）正常。胸部 X 片显示双肺纹理增粗，左下肺高密度斑片状阴影，有融合倾向，提示左下支气管肺炎。心电图大致正常，腹部 B 超、肝胆脾 CT 无异常。

（五）救治经过

入院后，每次应用地塞米松 50mg、维生素 B_6 800mg、维生素 C 2.0g、葡醛内酯 0.4g，以 5% 葡萄糖注射液 250ml 稀释，静脉滴注，每日 1 次，以解毒和预防肺水肿；青霉素，每次 800 万 U，以 5% 葡萄糖注射液 250ml 稀释，静脉滴注，每日 1 次，以预防感染。通过以上治疗，病情得到控制，每日递减地塞米松用量，3 月 1 日（住院 2 周），双肺啰音消失、胸部 X 片恢复正常，地塞米松改为每次1.5～2mg，每日 1 次，口服，3 月 6 日停药。因外周血中性粒细胞仍异常升高，青霉素 800 万 U 静脉滴注 6 天后，改为舒他西林，每次 4.5g，以 5% 葡萄糖注射液 250ml 稀释，静脉滴注，每日 1 次，连用 6 天后，患者无阳性症状体征，但 WBC：25.4×10^9/L，N：0.93×10^9/L，为预防感染，改为先锋 VI 号，每次 3.0g，以 5% 葡萄糖 250ml 稀释，静脉滴注，每日 1 次，连用 7 天后，白细胞和中性粒细胞恢复正常。患者在住院期间肝功能、血脂出现异常，继续应用葡醛内酯，每次 0.2g，每日 3 次，口服；加用齐墩果酸，每次 60mg，每日 3 次，口服；血脂、肝功能逐渐恢复正常，住院 47 天痊愈出院。

诊断：氮氧化物急性中度中毒（化学性支气管炎）、偏二甲基肼急性轻度中毒（肝功异常）

随访：患者出院后无不适症状。1997 年 4 月，体检复查，肝功、胸部 X 片未见异常。

（六）讨　论

氮氧化物的水溶性较氨、氯、氯化氢低，吸入后能达到呼吸道深部与肺泡中的水生成硝酸、亚硝酸，产生强烈的刺激和腐蚀作用，损伤终末气道、肺泡壁和肺泡，引起支气管肺炎等。此外，氮氧化物属氧化性气体，导致细胞膜结构损伤和功能障碍，还抑制肺巨噬细胞的吞噬能力，提高了肺炎的发病率。氮氧化物对上呼吸道作用较小，其毒性作用的靶器官是肺脏，引起中毒一般需要 6～72 小时的潜伏期。患者吸入氮氧化物后，经过 40 小时潜伏期，出现化学性支气管炎。通过早期、足量、短程应用肾上腺皮质激素和青霉素，有效防治了肺水肿和感染的发生，使化学性支气管肺炎得到痊愈。

患者外周血白细胞升高，主要由氮氧化物中毒引起，此外，应用地塞米松也可使白细胞升高。

偏二甲基肼是无色、透明液体，易挥发，有鱼腥味，属肝脏毒物，常通过呼吸道吸入引起中毒。患者在住院当日早晨恶心、呕吐 2 次，并在住院期间出现肝功能异常，经过保护肝脏功能、降低转氨酶等治疗，恶心、呕吐等症状消失，肝功能恢复正常。

附录 中华人民共和国国家职业卫生标准

附录一 职业性急性化学物中毒性呼吸系统疾病诊断标准

（GBZ73—2009）

1 范围

本标准规定了职业性急性化学物中毒性呼吸系统疾病诊断标准、接触反应、诊断与分级标准和处理原则。

标准适用于职业性急性化学物中毒性呼吸系统疾病诊断和处理。

2 规范性引用文件

下列文件中的条款通过本标准的引用而成为本标准的条款。凡是注日期的引用文件，其随后的所有修改单（不包括勘误的内容）或修订版均不适用于本标准，然而，鼓励根据本标准达成协议的各方研究可使用这些文件的最新版本。凡是不注日期的引用文件，其最新版本适用于本标准。

GBZ78 职业性急性化学源性猝死诊断标准

GB/T 16180 劳动能力鉴定 职工工伤与职业病致残等级

3 诊断原则

根据短期内接触较大剂量化学物的职业史，出现呼吸系统的临床表现，结合实验室检查和现场职业卫生学调查资料，经综合分析，排除其他病因所致类似疾病后，方可诊断。

4 接触反应

短期内接触较大剂量化学物后出现一过性眼和上呼吸道刺激症状，肺部无阳性体征和胸部 X 线片无异常，通常经 24～72 小时医学观察，上述症状消失或明显减轻。

5 诊断与分级标准

5.1 轻度

凡具有有下列情况之一者：

a）急性气管-支气管炎；

b）哮喘样发作；

c）1～2 度喉阻塞。

5.2 中度

凡具有下列情况之一者：

a）急性支气管肺炎；

b）急性吸入性肺炎；

c) 急性间质性肺水肿；

d) 3 度喉阻塞。

5.3 重度

凡具有下列情况之一者：

a) 肺泡性肺水肿；

b) 急性呼吸窘迫综合征（ARDS）；

c) 并发严重气胸、纵隔气肿；

d) 4 度喉阻塞和（或）窒息；

e) 猝死（见 GBZ 78）。

6 处理原则

6.1 现场处理

立即脱离接触，保持安静，保暖。凡接触反应者，应严密观察，对可能发病潜伏期较长者，观察期应延长，观察期避免活动，并予以对症治疗。

眼部受化学物污染，必须立即彻底冲洗，以免眼部发生不可逆的严重病变。皮肤污染化学灼伤者，也应在现场冲洗彻底后送医院。

6.2 治疗原则

6.2.1 保持呼吸道通畅

可给予雾化吸入疗法、支气管解痉剂、去泡沫剂如二甲硅油，必要时施行气管插管或气管切开术。

6.2.2 病因治疗

如有应用特效解毒剂和血液净化疗法的指征者

应及时应用

6.2.3　合理氧疗及合理应用肾上腺糖皮质激素。

6.2.4　对症及支持治疗。

6.3　其他处理

轻、中度中毒性呼吸系统疾病治愈后，可恢复工作。重度中毒性呼吸系统疾病治愈后，原则上应调离刺激性气体作业。如需劳动能力鉴定，按 GB/T 16180 处理。

7　正确使用本标准的说明

参见附录 A。

8　常见致病毒物品种

参见附录 B。

附录 A

（资料性附录）

正确使用本标准的说明

A.1　短期内接触较大剂量化学物所致呼吸系统疾病，除已有单个化学物中毒诊断标准外，其他的均可按本标准进行诊断。

A.2 本标准的诊断原则及分级标准具有概括性，适用于各种不同化学物品种所致急性中毒性呼吸系统疾病的诊断。而各单个品种在制定诊断标准时，在本标准原则下，加入各单个品种急性中毒的特点，使其既能衔接又符合个性。

A.3 接触反应是指短期内接触较大剂量化学物后的一过性反应，肺部无阳性体征，胸部 X 线片无异常发现，所以不列为中毒，但为了预防和及时发现潜伏期较长的病变，需进行一定时间医学观察，故列入标准条文中，以引起重视，在职业病报告处理时接触反应不作为中毒病例。

A.4 诊断与分级标准中临床病症的说明

A.4.1 急性气管-支气管炎

有眼及上呼吸道刺激症状，如畏光，流泪，咽痛，咳嗽，胸闷等，也可有咳嗽加剧，咳黏液性痰，偶有痰中带血。体征有眼结膜、咽部充血水肿；两肺有散在干或湿性啰音；胸部 X 线片表现为肺纹理增多、增粗、延伸或边缘模糊。这是本标准诊断的起点。

A.4.2 哮喘样发作

有少部分患者，其症状以哮喘为主，呼气时尤为困难，伴有咳嗽、胸闷等。体征有两肺弥漫性哮鸣音，胸部 X 线片表现可无异常。

A.4.3　急性支气管肺炎

咳嗽、咳痰，胸闷等；可有痰中带血，两肺有干、湿性啰音，常伴有轻度发绀；胸部 X 线片表现为两中、下肺野可见点状或小斑片状阴影。

A.4.4　急性间质性肺水肿

咳嗽，咳痰，胸闷和气急较严重，肺部两侧呼吸音减低，可无明显罗音，胸部 X 线片表现为肺纹理增多，肺门阴影增宽，境界不清，两肺散在小点状阴影和网状阴影，肺野透明度减低，可常见水平裂增厚，有时可见支气管袖口征和（或）克氏 B 线。

A.4.5　急性吸入性肺炎

有吸入碳氢化合物或其他液态化学物的历史，出现剧烈咳嗽、咳痰、痰中带血，也可以有铁锈色痰，胸痛、呼吸困难、发绀等症状，常伴有发热、全身不适等，胸部 X 线片表现肺纹理增粗及小片状阴影，以右下侧较多见，少数可伴发渗出性胸膜炎。

A.4.6　肺泡性肺水肿

剧烈咳嗽，咳大量白色或粉红色泡沫痰，呼吸困难，明显发绀，两肺密布湿性啰音，胸部 X 线片表现两肺野有大小不一、边缘模糊的粟粒小片状或云絮状阴影，有时可以融合大片状阴影，或呈蝶状形分布。血气分析 $PaO_2/FiO_2 \leqslant 40KPa$（300mmHg）。

A.4.7　急性呼吸窘迫综合征

a）急性起病；

b）氧合指数 $PaO_2/FiO_2 \leqslant 200mmHg$（$1mmHg = 0.133kPa$）［不管呼气末正压（PEEP）水平］；

c）正位 X 线胸片显示两肺均有斑片状阴影；

d）肺动脉嵌顿压 $\leqslant 18\ mmHg$，或无左心房压力增高的临床证据。如 $PaO_2/FiO_2 \leqslant 300mmHg$ 且满足上述其他标准，则诊断为 ALI（急性肺损伤）。

A.4.8　喉阻塞分级标准

共分为 4 度。

1 度：安静时无呼吸困难，活动或哭闹时有轻度吸气性呼吸困难，稍有吸气性喉哮鸣及吸气性胸廓周围软组织凹陷。

2 度：安静时也有轻度呼吸困难、吸气性喉哮喘和吸气性周围组织凹陷，活动时加重，但不影响睡眠和进食，无烦躁不安等缺氧症状，脉搏尚正常；

3 度：呼吸困难明显，喉哮鸣声较响，吸气性胸廓周围软组织凹陷显著，并出现缺氧症状，如烦躁不安，不易入睡，不愿进食，脉搏加快等；

4 度：呼吸极度困难，病人坐卧不安，手足乱动，出冷汗，面色苍白或发绀，定向力丧失，心律不齐，脉搏细速，昏迷，大小便失禁等。若不及时抢救，则可因窒息以致呼吸心跳停止而死亡。

A.5 职业性急性化学物中毒性呼吸系统疾病的治疗措施，主要遵循以下原则：

1）现场急救处理；

2）保持呼吸道通畅；

3）合理氧疗；

4）非特异性的拮抗剂；

5）维持适宜血容量；

6）改善微循环；

7）纠正酸碱平衡和电解质紊乱；

8）控制继发感染，加强营养支持。

附录 B

（资料性附录）

常见致病毒物品种

B.1 酸类：硝酸、盐酸、硫酸、铬酸、氯磺酸等。

B.2 氮的氧化物：一氧化氮、二氧化氮、五氧化二氮等。

B.3 氯及其化合物：氯、氯化氢、二氧化氯、光气、双光气、二氧化砜、四氯化硅、四氯化钛、三氯化锑、三氯化砷、三氯化磷、三氯氧磷、三氯硫磷、五氯化磷、三氯化硼等。

B.4 硫的化合物：二氧化硫，三氧化硫、硫化氢等。

B.5 氨。

B.6 臭氧。

B.7 酯类：硫酸二甲酯、甲酸甲酯、二异氰酸钾苯酯、氯甲酸甲脂等。

B.8 金属化合物：铍、镉、汞、锰、氧化银、硒化氢、羰基镍、五氧化二钒等。

B.9 醛类：甲醛、乙醛、丙烯醛、三氯乙醛等。

B.10 氟代烃类：八氟异丁烯、氟光气、六氟丙烯、氟聚合物的裂解残液气和热分解气等。

B.11 混合烃类：汽油、煤油、润滑剂，柴油等。

B.12 有机农药：有机磷酸酯、氨基甲酸酯、溴甲烷、百草枯等。

B.13 军用毒气：氮芥气、亚当气、路易气等。

B.14 其他：磷化氢、氟化氢、一甲铵、二甲铵、二硼氢、四氯化碳、环氧氯丙烷、五氧化二磷、三氯氢硅、某些物质燃烧的烟雾等。

附录二 职业性急性偏二甲基肼中毒诊断标准

（GBZ86—2002）

职业性急性偏二甲基肼中毒是在职业活动中，短期内接触较大量的偏二甲基肼引起的以中枢神经系统损害为主的疾病。常伴有肝脏损害。

1 范围

本标准规定了职业性急性偏二甲基肼中毒的诊断标准及处理原则。

本标准适用于执业活动中接触偏二甲基肼引起的急性中毒的诊断及处理。非职业性急性偏二甲基肼中毒亦可参照执行。

2 规范性引用文件

下列文件中的条款通过本标准的引用而成为本标准的条款。凡是注日期的引用文件，其随后所有的修改单（不包括勘误的内容）或修改版均不适用于本标准，然而，鼓励根据本标准达成协议的各方研究可使用这些文件的最新版本。凡是不注日期的引用文件，其最新版本适用于本标准。

GBZ59 职业性中毒性肝病诊断标准

GB/T 16180 职工工伤与职业病致残程度鉴定

3 诊断原则

根据短时间内吸入或皮肤污染较大量偏二甲基肼的职业史，结合中枢神经系统损害及肝脏损害的临床表现，参考现场劳动卫生学调查资料，综合分析，并排除其他病因所致类似疾病，方可诊断。

4 接触反应

具有下列情况之一者：

a）接触偏二甲基肼后出现一过性的眼与上呼吸道的刺激症状，随后出现头晕，头痛，乏力，恶心等症状，神经系统检查无阳性发现；

b）皮肤污染后可有烧灼感、局部红肿等表现。

5 诊断及分级标准

5.1 轻度中毒

有明显的头晕、头痛、乏力、失眠、恶心、呕吐、食欲不振等症状，并有下列情况之一者：

a）兴奋、烦躁不安、肢体抽搐；

b）符合急性轻度中毒性肝病。

5.2 重度中毒

全身阵发性强直性痉挛。

6 处理原则

6.1 偏二甲基肼中毒后应迅速脱离现场，移至空气清新处，脱去污染的衣物。

6.2 体表污染液态偏二甲基肼时，立即用清水冲洗干净。

6.3 对中毒患者，根据病情轻重，予以特效解毒剂维生素 B_6 治疗。

6.4 对症支持治疗：

a）解痉；

b）纠正酸碱平衡及电解质紊乱；

c）保肝治疗。

6.5 急性轻度中毒患者多在数天内恢复，痊愈后可恢复工作。重度中毒患者经积极治疗后也可完全恢复。少数患者抢救脱险后，恢复期症状有一定反复，可根据检查结果，参照 GB/T 16180 的有关条款处理。

7 正确使用本标准的说明

参见附录 A。

A.1 皮肤小面积污染者可用 2.5% 碘酒擦洗至碘酒不褪色为止。

A.2 轻度中毒中的肢体抽搐是指短时间的肢体痉挛发作，上下肢抽搐可单侧，亦可双侧，无意识障碍。

重度中毒的全身阵发性强直性痉挛表现类似癫痫大发作表现。

A.3 偏二甲基肼进入人体后，与维生素 B_6 及 5-磷酸吡哆醛结合生成腙。而维生素 B_6 和 5-磷酸吡哆醛是谷氨酸脱氢酶和 γ-氨基丁酸转氨酶的辅酶。脑内这两种酶活性降低，可致 γ-氨基丁酸生成减少，从而使中枢神经系统处于兴奋状态，导致痉挛发作。故偏二甲基肼中毒常用特效解毒剂维生素 B_6 进行治疗。

A.4　使用维生素 B_6 可根据病情轻重，先静脉推注维生素 B_6 1.0～5.0g，若痉挛不止，再重复静脉推注 0.5～1.0g，然后改为静脉滴注，每30分钟至 1 小时 0.5g。一般用量 10g/天，最高可至35g/天。在痉挛发作过程中，可同时使用苯巴比妥、安定等止痉药，效果更佳。肼、一甲基肼痉挛发作时，可据此方案使用维生素 B_6 治疗。

附录三 液体推进剂损伤诊断标准及处理原则

（GJB 7141—2011）

1 范围

本标准规定了液体推进剂损伤诊断原则、诊断及分级标准、处理原则以及出院标准。

本标准适用于液体推进剂急性损伤的救治。

2 引用文件

下列文件中的有关条款通过引用而成为本标准的条款。凡注日期或版次的引用文件，其后的任何修改单（不包括勘误的内容）或修订版本都不适用于本标准，但提倡使用本标准的各方探讨使用其最新版本的可能性。凡不注日期或版次的引用文件，其最新版本适用于本标准。

GB 7801—1987 职业性急性氮氧化物中毒诊断标准及处理原则

3 术语和定义

下列术语和定义适用于本标准。

液体推进剂（liquid propellant）

本标准中液体推进剂主要指肼、偏二甲基肼、甲基肼等燃烧剂和四氧化二氮、硝酸-27S 等氧化剂。推进剂的损伤途径主要包括呼吸道吸入和皮肤沾染。

4　诊断原则

4.1　临床症状

液体推进剂损伤有如下主要临床表现：

a) 肼类燃烧剂损伤：严重时可出现典型的强直性至阵挛性痉挛等神经系统症状，也可出现流涎、干呕、恶心、呕吐、头痛、头晕、心慌、无力、步态不稳、食欲缺乏等消化系统症状，皮肤及黏膜染毒可引起局部化学性碱烧伤。

b) 氧化剂损伤：以体表化学烧伤，呼吸系统及血液系统损伤为主。可有流泪、眨眼、流涕等刺激症状，也可出现严重的呼吸困难、胸部不适、伴有咳嗽、多痰、咳血痰或泡沫状痰等。

4.2　综合分析

根据以下内容进行综合分析后方可确定为推进剂损伤：

a) 短期较大量接触液体推进剂的接触史；

b) 经短期潜伏期后，出现相关症状；

c) 现场环境监测资料；

d) 排除有类似临床表现的其他疾病。

4.3　检查项目

进行血常规、高铁血红蛋白、尿常规、血生化检查、血气分析、胸部 X 线检查。必要时可进一步进行其他相关检查。

5 诊断及分级标准

5.1 燃烧剂损伤

5.1.1 诊断分级

5.1.1.1 刺激反应

眼睛及以上呼吸道黏膜出现轻度刺激症状，如畏光、流泪、咽部不适、刺激性咳嗽等，在短时间内（一般 24 小时左右）可恢复。

5.1.1.2 轻度损伤

伤员无肢体抽搐、痉挛和意识障碍，但可出现以下一种或几种症状：

a）眼睛以及上呼吸道黏膜出现明显的刺激症状；

b）轻度头痛、头晕；

c）恶心、呕吐；

d）胸闷、不安、躁动。

5.1.1.3 中度损伤

出现肢体抽搐或痉挛，痉挛持续时间短，1～2分钟，发作次数少，间歇期意识可恢复，表情淡漠。

5.1.1.4 重度损伤

出现阵发性全身痉挛，痉挛每次持续 3～5 分钟，发作次数多，间歇期呈嗜睡或浅昏迷状态。

5.1.1.5 极重度损伤

伤员可出现以下一种或几种症状：

a) 发生强直性至阵挛性痉挛，角弓反张，牙关紧闭，神志不清，大小便失禁。痉挛反复发作，持续时间长，间歇短；

b) 昏迷；

c) 脑水肿；

d) 肺水肿。

5.1.2 发病过程

5.1.2.1 前驱期

出现呼吸道和眼睛的刺激症状，随后出现流涎、恶心、呕吐、头痛、头晕、心慌、无力、步态蹒跚等症状。肼损伤还可出现呼吸减慢，表情淡漠，虚脱等症状。甲基肼损伤可出现发绀和呼吸困难。轻度损伤者，症状不再继续发展，中重度损伤者继续发展进入痉挛期。

5.1.2.2 痉挛期

突然发生典型的强直-阵挛性痉挛，四肢阵发性痉挛，转为强直，牙关紧闭，屏息，口吐白沫，突眼，瞳孔散大，神志不清，大小便失禁。痉挛持续数分钟后缓解，经数分钟至数十分钟又发生痉挛。轻者发作一次或数次后逐渐进入恢复期。极重度损伤者发作期延长，缓解期缩短，进入持续癫痫状态，昏迷不醒。部分伤员可出现肺水肿、脑水肿。

5.1.2.3 痉挛后期

痉挛缓解后，伤员可出现以下一种或几种症状：

a）神经系统可出现头痛、头晕、软弱无力、失眠、嗜睡、共济失调、肢体麻木、意识不清，或并发脑水肿，肼损伤时，神经系统抑制症状更为突出；

b）消化系统可出现恶心、呕吐、腹胀、拒食、腹泻、肝大、肝功能障碍；

c）血液系统可出现溶血性贫血，甲基肼损伤可伴有高铁血红蛋白症和亨氏小体形成；

d）甲基肼损伤泌尿系统可出现血红蛋白尿性肾病，出现血红蛋白尿，高铁血红蛋白尿，血非蛋白氮升高等；

e）呼吸系统可出现咽喉炎，呼吸道感染和肺水肿。

5.2 氧化剂损伤

5.2.1 诊断分级

5.2.1.1 刺激反应

眼睛以及上呼吸道黏膜出现轻度刺激症状，如畏光、流泪、咽部不适、刺激性咳嗽等，在短时间内（一般在 24 小时左右）可恢复。

5.2.1.2 轻度损伤

伤员可出现以下一种或几种症状:

a) 眼睛以及上呼吸道黏膜出现明显的刺激症状;

b) 轻度头痛、头晕、乏力,四肢麻木,手足抽搐;

c) 轻度腹痛、恶心、呕吐;

d) 轻度咳嗽、胸闷、气促,肺部有少量干、湿啰音;

e) 胸部 X 线检查有肺纹理增强或肺纹理边缘模糊。

5.2.1.3 中度损伤

伤员可出现以下一种或几种症状:

a) 眼睛以及上呼吸道黏膜出现非常明显的刺激症状,或者有视力模糊以及眼结膜水肿;

b) 明显的头痛、头晕并出现轻度的意识障碍;

c) 明显的胸闷、胸痛、心悸、气促伴咳嗽,出现化学性支气管炎、肺炎、肺部有较多干、湿啰音;

d) 胸部 X 线检查双中下肺野有散在点、片状阴影或少量胸腔积液。

5.2.1.4 重度损伤

伤员可出现以下一种或几种症状:

a) 喉头水肿;

b）肺水肿；

c）急性呼吸窘迫综合征；

d）气胸和纵隔气肿；

e）昏迷；

f）休克；

g）胸部 X 线检查双肺野有大片状阴影或大量胸腔积液，甚至肺野有毛玻璃样改变。

5.2.2　发病过程

5.2.2.1　刺激期

可有眼、鼻、咽喉刺激症状。如眨眼、流泪、流涕、咳嗽等症状。轻度损伤者症状不再继续发展，中度损伤者进入急性肺水肿和化学性肺炎的潜伏期。

5.2.2.2　潜伏期

多数人无明显症状，但病情还在发展，少数人有轻微症状，如头晕、无力、烦躁、失眠、食欲减退等。潜伏期最长可达 24～48 小时。

5.2.2.3　肺水肿发作期

可出现以下症状：

a）出现严重呼吸困难、伴有咳嗽、多痰，临床上均有胸闷憋气、胸骨后疼痛等；

b）咳血痰或泡沫状痰；

c）呼吸浅快；

d）巧克力样血，血浓缩，血液中高铁血红蛋白含量升高；

　　e）双肺湿啰音；

　　f）心动过速；

　　g）X 胸片：双肺透光度降低，肺纹理粗乱，有斑点小片云絮状阴影或密集棉絮状团块状阴影融合；

　　h）血气分析：氧合指数［氧分压/氧浓度（PaO_2/FiO_2）］不大于 40KPa（300mmHg）；

　　i）呼吸循环进行性衰竭甚至昏迷、死亡。

5.2.2.4　迟发性阻塞性毛细支气管炎

　　肺水肿基本恢复后两周左右，少数伤员可出现以下症状：

　　a）咳嗽，胸闷，进行性呼吸窘迫；

　　b）明显发绀；

　　c）双肺干啰音或湿啰音；

　　d）症状参见 GB 7801—1987。

6　处理原则

6.1　一般处理原则

液体推进剂损伤的一般处理原则如下：

　　a）立即脱离液体推进剂现场，充分洗消；

　　b）保持呼吸道通畅，做好中毒损伤的伤情分类；

　　c）尽早进行抗毒治疗，及时处理心衰、呼衰、脑水肿、肺水肿；

d）积极对症治疗和支持治疗；

e）及时采取促排措施（见 6.3.2）；

f）预防并发症；

g）增强机体抵抗力；

h）对于有刺激反应者留观处理，给予相应的对症治疗，进行血常规、胸片等检查，如病情加重，可随时进行住院治疗；

i）凡四氧化二氮染毒区停留（100ppm 以上染毒区停留 0.5 小时）者均需观察 48 小时，以预防迟发性化学性肺水肿发生。

6.2 洗消

6.2.1 燃烧剂的洗消

分别按以下方式处理：

a）大面积、大剂量皮肤染毒，应脱掉受污染的衣物，及时用大量清水彻底冲洗；

b）小面积皮肤染毒，偏二甲基肼用 2.5％碘酒洗消，甲基肼用 15％乙酰丙酮的酒精溶液洗消，肼用 30％的乙酰丙酮的二丙酮醇洗液洗消；

c）眼睛接触高浓度的燃烧剂蒸汽或溅入液滴，应立即用大量清水冲洗结膜囊，再用氯霉素等抗生素类滴眼液点眼，角膜刺激症状明显者可用双氯芬酸钠等抗炎类滴眼液及玻璃酸钠等眼表保护类滴眼液点眼。

6.2.2 氧化剂的洗消

皮肤染毒时，应脱掉受污染的衣物，及时用大量清水冲洗至少 10 分钟。氧化剂的眼部洗消同（6.2.1c）。

6.3 基本治疗措施

6.3.1 保持呼吸道通畅

保持呼吸道通畅，及时给予氧疗，适时插管或气管切开机械通气，维持最佳呼吸状态，以达到最好的供养。

6.3.2 促排

根据推进去排泄途径，可采用血液净化、利尿法、导泻法和换血法等。具体利尿促排措施可选择以下措施其一，根据病情确定给药间隔和疗程。

a）高渗氯化钠羟乙基淀粉 40 注射液（或羟乙基淀粉 40 氯化钠注射液）250ml 静脉滴注，静脉滴注完立即给予呋塞米 20mg；

b）20％甘露醇注射液 250ml 静脉滴注，30 分钟静脉滴注完立即给予呋塞米 20mg；

c）人血白蛋白 10g 静脉滴注，静脉滴注完立即给予呋塞米 20mg。

6.3.3 抗毒治疗

6.3.3.1 甲基肼、偏二甲基肼损伤

用大量维生素 B_6 做抗毒剂，根据染毒程度，应尽快静脉滴注 3～5g 维生素 B_6 和 2g 维生素 C，

每日 1 次；若染毒量大，痉挛不止，可重复静脉滴注 5g 维生素 B_6 和 2g 维生素 C。维生素 B_6 每天用量不应超过 10g。

6.3.3.2　肼损伤

早期用丙酮基丙酮及维生素 B_6 作抗毒剂。先静脉注射维生素 B_6，再口服 10％丙酮基丙酮水溶液 80～110ml。维生素 B_6 每天用量不应超过 10g。

6.3.3.3　四氧化二氮、硫酸-27S 损伤

高铁血红蛋白饱和度超过 20％～40％时，可用维生素 C 1g 或 1％美兰 5ml 加 5％葡萄糖注射液 20ml，缓慢静脉推注。

6.3.4　对症治疗和支持治疗

6.3.4.1　一般原则

对症治疗和支持治疗的一般原则如下：

a）密切观察各种生命体征；

b）维持水，电解质及酸碱平衡；

c）及时处理体温过高或过低；

d）有效控制抽搐与惊厥；

e）及时处理心衰、呼衰、脑水肿、肺水肿，适时适量补充血浆和白蛋白。

6.3.4.2　肺水肿患者的处理原则

早期用脱水剂脱水，用 1％二甲基硅酮雾化吸入消泡，间断高流量（3～5L/分）吸氧，给予强心药物，积极进行抗感染治疗，防止继发感染的发

生，维持水电解质平衡，同时其他对症处理。重度肺水肿的伤员可用山莨菪碱和地塞米松治疗。山莨菪碱和地塞米松的剂量均为 0.66mg/kg/次，每日 3 次，连用 3 天，采用静脉滴注和静脉推注。为防止应激性溃疡，可将西咪替丁 400mg 加入 100ml 氯化钠溶液中静脉滴注。

7　出院标准

符合以下条件者方可出院：

a) 临床症状，体征基本消失 2～3 天；

b) 一般情况好，饮食基本正常；

c) 胸部 X 检查恢复正常（有原发病者除外）；

d) 血常规、生化、心肝肾功能基本正常；

e) 重度损伤者肺功能检查基本正常。

附录四　烧伤输液公式

标准公式

第一个 24 小时输液量：

每 1％烧伤面积（Ⅱ、Ⅲ度）每千克体重给予胶体和电解质溶液 1.5ml，另加水 2 000ml。胶体和电解质溶液的比例根据伤情而定，一般为 0.5∶1.0（1∶2），严重者 0.75∶0.75（1∶1），如果无法获得胶体液，也可输注电解质溶液，但输液量宜增多。

第二个 24 小时输液量：

胶体和电解质溶液为第一个 24 小时量的一半，水分仍为 2 000ml。

胶体：血浆，全血、右旋糖酐等。

电解质溶液：等渗盐水和等渗碱性溶液（1.25％的碳酸氢钠、1/6 摩尔浓度的乳酸钠），其比例一般为 2∶1，如有严重血红蛋白尿和酸中毒时，可改为 1∶1。

水分：5％、10％的葡萄糖溶液。

输液速度：第一个 24 小时的前 8 小时需入全天输液量的 1/2，其余的液体在后 16 小时输入完毕。

简化公式

第一个 24 小时输液总量（ml）＝烧伤面积（Ⅱ、Ⅲ度）×100＋1000ml，其中水分2000ml 其余 1/3 量为胶体，2/3 量为电解质（其中 2/3 为等渗盐水，1/3 等渗碱性溶液）。

第二个 24 小时输液量：胶体及电解质溶液量为第一个 24 小时的一半，水分仍为 2000ml。

注意事项：

1. 需要多少补多少。烧伤后补液大多按公式计算补液量，但主要还是根据病情而定输液量，病情轻者可口服液体，不一定都要输液。

2. 观察要仔细。根据下列因素调整输液量。

a）尿量：成人尿量维持在 30～40ml/小时，若 ≤20ml/小时，则应加快补液，若＞50ml/小时，则需要减慢输液速度。

b）安静：应达到神志清楚，配合治疗。

c）末梢循环：应使末梢循环良好。

d）血压和心率：应使收缩压＞90mmHg、脉压差＞20mmHg，心率≤120 次/分。

3. 胶体与电解质。不可强求，无胶体液时可用替代品，如平衡液。

4. 输液速度。如果烧伤后无前 8 小时输入液体，则接诊后应安排液体加速输入。

附录五　推进剂损伤救治规则

《战伤救治规则》2015 修订版（试行）

推进剂主要有肼类推进剂（肼、一甲基肼、偏二甲基肼等），氧化剂类（四氧化二氮、发烟硝酸），低温推进剂（液氧、液氢）以及固体推进剂等。推进剂主要通过呼吸道、皮肤等途径引起中毒。

一、推进剂损伤致伤特点

（一）肼类推进剂　急性中毒可出现恶心、呕吐和阵挛性或强直性痉挛；肼中毒又引起肝脏损伤；一甲基肼可引起溶血性贫血、高铁血红蛋白血症和继发性肾脏损伤。

（二）吸入硝基氧化剂类推进剂　急性中毒可出现肺水肿或成人呼吸窘迫综合征。出现的肺水肿具有潜伏期的特点。

（三）液氧和液氢低温推进剂　损伤主要为冻伤。

二、肼类推进剂损伤的预防与救治

穿戴制式防护服、防护面具等进行全身防护，预防皮肤染毒及呼吸道吸入。

迅速撤离染毒场所，实施一线的伤员分类和药物救治，吸氧、保暖并后送医院救治。

皮肤沾染立即用大量清水冲洗至少 15 分钟，以 2.5‰碘酒反复洗消染毒皮肤至不再褪色为止。

眼睛染毒立即用清水或 2‰硼酸溶液冲洗至少 15 分钟。

维生素 B_6 是肼类急性中毒的首选解毒剂，应及时、足量给予维生素 B_6，静脉推注 1～5g，给药 30 分钟后，可重复静脉推注或滴注 0.5～1g，痉挛仍不能控制的，24 小时内维生素 B_6 用量不超过 10g。如偏二甲基肼中毒救治中仍出现中毒痉挛，可酌情配伍应用苯巴比妥或西地泮。

皮肤或眼睛灼伤按化学性碱灼伤救治规范处理。

肼或一甲基肼中毒对肝、肾的损伤分别按有关救治规范处理。

三、硝基氧化剂类推进剂损伤的预防与救治

穿戴制式防护服、防护面具等进行全身防护，预防呼吸道吸入及皮肤染毒。

迅速撤离染毒场所，实施一线的伤员分类和药物救治，吸氧、保暖并后送医院救治。

皮肤沾染或眼睛染毒，立即用大量清水冲洗至少 15 分钟。

皮肤和眼睛灼伤按化学性酸性灼伤救治规范处理。

对伤员及疑似吸入的染毒人员，应在医护人员的关照下静养观察 1～2 天。

对吸入硝基氧化剂中毒的人员，应积极预防和救治肺水肿，尽早给氧；早期、足量给予地塞米松，静脉推注或滴注 10～30mg，每日 3～4 次；解除支气管痉挛，输液中加入氨茶碱 0.25g；保持呼吸道通畅和应用二甲硅油气雾消泡剂；严重肺水肿发生期，给予控制输液、利尿及脱水药品的应用，以防血容量不足；预防和控制肺部感染；纠正电解质紊乱和酸碱失衡；对症等支持疗法；禁忌吗啡和哌替丁的应用。

推进剂着火或爆炸引起的损伤分别按外伤、烧伤、冲击伤等处理。

四、低温和固体推进剂损伤的预防与救治

穿戴制式防护器具，按要求进行防护。

液氧、液氢等低温推进剂损伤主要为冻伤，按冻伤救治规范处理。

固体推进剂可发生着火或爆炸引起损伤，分别按外伤、烧伤、冲击伤（爆震伤）等规范处理。

参考文献

[1] 常映明. 火箭兵医学. 北京：军事医学科学出版社. 2001.

[2] 李兆森，梅长林. 内科学及野战内科学. 上海：第二军医大学出版社. 2009.

[3] 岳茂兴，彭瑞云，王正国等. 飞船推进剂四氧化二氮中毒损伤的研究. 航天医学与医学工程，2004，2（17）：117-120.

[4] 愈森洋. 有关急性呼吸窘迫综合征（ARDS）诊断标准的评价. 中华实用内科杂志，2006，6（26）：456-458.

[5] GBZ73-2009. 职业性急性化学物中毒性呼吸系统疾病诊断标准. 北京：中华人民共和国卫生部. 2009.

[6] 廖远祥，张光友. 导弹推进剂卫生防护. 北京：军事医学科学出版社. 2016.

[7] 丛继信，王力，张光友. 液体推进剂职业中毒风险评价及防护对策研究 [J]. 中国安全生产科学技术，2012，8（7）：7-11.

[8] 岳茂兴，彭瑞云，王正国等. 飞船推进剂

四氧化二氮中毒损伤的研究 [J]. 航天医学与医学工程，2004，2（17）：9-13.

[9] 岳茂兴. 沾染液体火箭推进剂时的个人洗消技术进展 [J]. 航天医学与医学工程，2012，8（7）：189-192.

[10] 张立清，张永华，王金安. 发射场液体推进剂工作事故预防概论 [M]. 北京：国防工业出版社，2013.

[11] 杨蓉，李炳琼，晁锐. 偏二甲基肼储存过程使用过程中的风险分析 [J]. 环境与职业医学，2005，22（6）：446-448.

[12] 杨蓉，刘建华，李松海. 硝基氧化剂的毒理及安全防护 [J]. 中国职业医学，2004，31（6）50-52.

[13] 杨蓉，王煊军. 液体推进剂常见安全事故及其分析 [J]. 导弹管理与维修工程，2003，56（1）：65-67.

[14] 李亚裕. 液体推进剂. 北京：中国宇航出版社. 2011.

[15] 曹佳，曹务春，栗永萍等. 军事预防医学. 北京：人民军医出版社. 2014.

[16] 韩启龙，刘凤芹. 液体推进剂突发性泄漏事故的应急处置与污染控制 [J]. 污染防治技术，2008，21（5）：66-70.

[17] 蒋俭. 火箭推进剂突发事故与应急处置 [J]. 卫生毒理学杂志。1999，11（1）：11-13.

[18] 刘国炳，陈尧忠，马英豪. 推进剂作业人员健康状况分析 [J]. 解放军预防医学杂志，2007，25（4）：262-263.

[19] 刘国炳，陈尧忠. 火箭推进剂损伤的卫生防护 [J]. 解放军卫勤杂志，2006（3）：187-189.

[20] 张有智，王煊军，李正莉等. 液体火箭推进剂突发性泄露的洗消方法 [J]. 清洗世界，2004，20（6）：29-33.

[21] 刘云飞，张伟，谢五喜等. 高能固体推进剂的研究进展 [J]. 飞航导弹，2014，9（37）：93-96.

[22] 唐泉，庞爱民，汪越. 固体推进剂铝粉燃烧特性及机理研究进展分析 [J]. 固体火箭技术，2015，2（38）：232-238.

[23] 程天民. 军事预防医学. 北京：人民军医出版社.2006.

[24] 姜丹，蒋伟光. 庆大霉素联合氨茶碱、糜蛋白酶雾化吸入治疗喘息性肺疾病的疗效分析 [J]. 中国医药指南，2017，15（16）：76-78.

[25] 葛均波，徐永健. 内科学 [J]. 北京：人民卫生出版社，2014.